© 2020 Dr. Félix J. Fojo

Título: Viejas y nuevas pandemias. Un recorrido por la historia

ISBN 13: 978-1-950424-26-9

Edición y Maquetación: Armando Nuviola

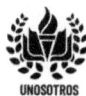

UNOSOTROS

www.unosotrosediciones. com
infoeditorialunosotros@gmail.com

Vector de Niño: <a href='https://www.freepik.es/fotos-vectores-gratis/
ninos'>Vector de Niños creado por brgfx - www.freepik.es</a>

Hecho en USA 2020

# VIEJAS Y NUEVAS
# PANDEMIAS

## UN RECORRIDO POR LA HISTORIA

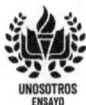

UNOSOTROS
ENSAYO

Dr. Félix J. Fojo

*A mis alumnos, internos y residentes a través del tiempo*

*A los que alguna que otra cosa he enseñado y de los que tanto he aprendido*

*«Las pandemias nos recuerdan que ayudar a los demás no solo es correcto, sino que también es inteligente».*

BILL GATES

# Agradecimientos

A los pacientes que me han tenido al tanto y contado sus desagradables experiencias con la enfermedad mientras la sufrían con valor y fe enclaustrados en sus casas o incluso hospitalizados.

A los fallecidos por este virus. Uno es demasiado, que decir de cientos de miles. Pero por lo menos, triste consuelo, nos dejan experiencias y enseñanzas.

A los familiares que han sufrido el suplicio de no poder estar con los suyos en el peor momento de sus vidas. Y lamentablemente para algunos, en su muerte. Eso no se olvidará.

A los innumerables investigadores básicos y clínicos que han puesto provisionalmente a un lado sus trabajos y se han dedicado en cuerpo y alma a estudiar esta pandemia. Este libro está absolutamente en deuda con ellos.

A los preguntones. Sin ellos tampoco existiría este librito.

A mi editor, quien ha trabajado contra reloj para que este libro brinde información actualizada y objetiva en plena pandemia.

A Gabriela, mi nieta, que me ha abierto el mundo de los *podcast*.

# ÍNDICE

# A MODO DE INTRODUCCIÓN

Este libro es el producto de la multitud de preguntas que he recibido en los últimos cuatro meses, casi todas relacionadas con la pandemia mundial de SARS-CoV-2, y las inesperadas dificultades para responderlas con rigor científico y al mismo tiempo de una manera inteligible.

Un buen número de esas preguntas, la gran mayoría, van orientadas hacia la posibilidad real de contar alguna vez con una vacuna que nos libre definitivamente de esta infección viral, la existencia, o no, de tratamientos medicamentosos eficaces que impidan o atenúen la grave evolución, por suerte no en todos los casos, de la enfermedad denominada Covid-19 y la comprensión de como un coronavirus, un ente invisible y relativamente poco complejo, puede extenderse a tan increíble velocidad y ocasionar un desastre, no solo médico, sino también económico y social de magnitud planetaria.

Y luego, sobre todo con el paso de los días y semanas de cuarentena, las personas comienzan a inquirir también sobre la pertinencia de esta misma, el cómo se resolvieron pandemias anteriores y las razones médicas de ciertas complicaciones fisiopatológicas que han ido apareciendo en algunos pacientes, un (algunos) que se va convirtiendo en (muchos) a medida que se va extendiendo la enfermedad por todo el mundo.

En los primeros días, quizás el par de semanas iniciales, las preguntas que me dirigían conocidos, amigos y familiares parecían relativamente fáciles de responder. Luego, a medida que el autor iba aprendiendo y dándose cuenta de hasta qué punto no estaba realmente preparado frente a esta emergencia más o menos inesperada, se hizo evidente la necesidad de estudiar, reflexionar y comprender a fondo el tema.

¿Quiere eso decir que tenemos ya a punto todas las respuestas?, pues no, categóricamente no, por la simple razón de que tardaremos años, largos años, en conocer a fondo, tan a fondo como conocemos hoy, por poner un trío de ejemplos, la malaria, el sarampión o el cólera, todas las facetas de esta nueva y un poco desconcertante enfermedad. Pero sí creemos que ya es tiempo de poner en orden, y ofrecer a los lectores de una forma sencilla y razonada lo que hemos aprendido, bajo una enorme presión y celeridad, de la susodicha patología y subsecuente pandemia hasta el día de hoy.

Este es, pues el resultado de esos estudios, intercambios científicos y reflexiones presentado de la forma más sencilla y amena de la que hemos sido capaces.

Esperamos, y aspiramos a que este breve opúsculo sea de alguna utilidad.

# Los virus

¿Son los virus seres vivos?

He ahí una pregunta que ha dividido a los virólogos y al mundo científico en general en los últimos setenta u ochenta años. Y con sobrada razón, porque existen argumentos de cierto peso para defender el que sí lo son y también, quizás con más fuerza, el que los virus, esos seres o entes submicroscópicos, no son seres vivos.

Pero comencemos por el principio.

La palabra virus viene del latín «ioc» y quiere decir «veneno». A veces se comportan, en efecto, como veneno, pero no siempre. Hay virus que son muy útiles a la ciencia y no son patógenos, o sea, no producen enfermedades.

Los virus son **Parasitos Intracelulares Obligatorios**. Eso quiere decir que ellos, **No Son Organismos Celulares**, únicamente pueden replicarse dentro de las células de algún hospedero, sea este humano, animal o vegetal. Incluso algunos virus atacan ciertas bacterias (bacteriófagos). Eso también significa que los virus **No Pueden Replicarse Por División**, tal y como lo hace una célula cualquiera.

Pero al igual que los seres vivos, los virus tienen un genoma sencillo de **ADN** o de **ARN**, nunca ambos, lo que ya establece que existen dos grandes grupos virales.

- Virus de ADN
- Virus de ARN

Todos los seres vivos del planeta tierra están parasitados por algún virus, lo que no quiere decir que todos los seres vivos estén enfermos. De hecho, la enorme mayoría de los virus no son patógenos. Casi todos los virus existentes, y son muchos —están perfectamente clasificados más de 5000 de ellos— tienen entre 20 y 250 nanomicras de tamaño. Son la entidad biológica más abundante del planeta tierra y son una fuente fundamental de transmisión de genes de una especie a otra: transferencia horizontal. Se ha teorizado mucho sobre la importancia de esta transferencia genética horizontal en la evolución de los seres vivos pero es un asunto complejo que escapa a este opúsculo.

Los virus de ADN pueden tener una doble cadena (herpesvirus, adenovirus) y se les llama bicatenarios o una cadena simple (parvorvirus) y se les denomina monocatenarios. Los virus de ARN pueden tener también una cadena simple (orthomixovirus, coronavirus) o una doble cadena de ARN (reovirus).

La polaridad de la cadena, un concepto bastante complejo, señala la dirección en la que se codifica la replicación una vez el virus está dentro de la célula hospedera. Los coronavirus, por ejemplo, tienen polaridad positiva.

La cápside es la estructura molecular que rodea y protege la cadena de ADN o de ARN del virus como si fuera una funda de almohada. Esa cápside adopta diferentes formas y estructuras en los distintos virus pero siempre alrededor del material genético. La cápside es fabricada por el genoma viral, pero tiene que estar infestando alguna célula para hacerlo.

Por fuera de la cápside algunos virus tienen una fina envoltura a la que se le llama tegumento viral y luego, hacia afuera, viene la envoltura vírica propiamente dicha. Esa envoltura tiene mucho que ver con la forma que adopta el virus. Algunas son filamentosas y otras esféricas, como es el caso, por ejemplo, de los coronavirus.

Todo lo que el virus fabrica para sí mismo dentro de una célula lo roba del material de esa misma célula. Pero un virus solo puede penetrar y robar en una célula si esa célula es **Suceptible** y **Permisiva.**

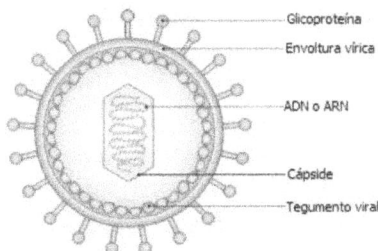

Esto quiere decir que el virus tiene que tener una proteína llave —varía de uno a otro virus— que se acopla a una proteína cerradura —varía de una a otra célula— de la célula atacada que se abre y le permite entrar. Si estos dos factores son favorables, entonces el virus cumplirá los tres pasos que le permiten replicarse (reproducirse) indefinidamente:

1. Infección Inicial del Huesped
2. Diseminación de la Infección
3. Eliminación

Generalmente, aunque no en todos los casos, el virus destruye la célula que le ha servido de hospedero. Le roba tanto material a la célula para producir grandes cantidades de nuevos virus que esta se agota y literalmente revienta, dando salida entonces a los miles y miles de virus replicados.

Para que los virus se mantengan en el medio ambiente y encuentren nuevos hospederos a quienes infectar deben cumplirse los siguientes hechos:

- Cantidad necesaria de virus
- Estabilidad del virus en el medio ambiente
- Presencia de vectores transmisores
- Disponibilidad de huespedes susceptibles
- Constitución adecuadas del empalme del virus y el huesped (llave y cerradura).

El primer virus conocido, el del mosaico del tabaco, fue descubierto por el científico holandés Martinus Willem Beijerinck en el año 1899. Beijerinck no tiene el renombre de un Pasteur o un Koch porque solo trabajó en enfermedades de las plantas en un instituto de relativamente poco renombre y además era un individuo muy raro; maltrataba verbalmente a sus muy pocos alumnos, vivía solo y casi no publicaba. Que así es la vida.

Y hablando de vida. ¿Son, por fin, los virus seres vivos o no?

Pues la respuesta es... para algunos virólogos sí y para otros no, tal y como decíamos al principio de este capítulo.

Los que dicen que NO, alegan que los virus no son células, no reaccionan a estímulos externos ni intercambian energía (metabolismo) ni son capaces de mantener su equilibrio interno por sí mismos (homeostasis).

Los que dicen que SI, se basan en el imprescindible contenido genético de los virus (su ADN o ARN), en la increíble capacidad de reproducirse dentro de las células que parasitan y sobre todo en complejos estudios filogenéticos que parecen explicar ancestros virales comunes muy antiguos y cosas así.

¿Qué que yo pienso?

Umm... no sé, a veces pienso que no y otras, sobre todo cuando veo la ferocidad y astucia con que atacan en el curso de epidemias como esta del Covid-19 pienso que sí.

Lo mejor es dejarlo así por ahora, no les parece.

# El virus SARS

Hablemos ahora del virus específico que nos ocupa. El profesor británico Peter Medawar, Premio Nobel de Fisiología y Medicina en el año 1960, dijo una vez un poco en broma que los virus eran: «un conjunto de malas noticias envueltas en proteínas». No es una definición estrictamente científica, incluso no todos los virus están envueltos solo en proteínas y no todos son necesariamente malas noticias, pero no deja de tener razón, quien lo duda, cuando pensamos en el SARS-CoV-2.

Nuestra «mala noticia», el SARS-CoV-2, pertenece al grupo viral de los coronavirus, familia Coronaviridae, que constituyen uno de los conjuntos virales con el genoma de ARN más largo que se conoce (ARN monocatenario positivo).

Un genoma único, una sola cadena, que es capaz de sintetizar, por lo menos, 16 proteínas, todas ellas importantes para su reproducción —las que hacen copias de su ARN y las que protegen ese ARN— y para hacernos daño a los humanos como lo demuestra la proteína S, por spike, una estructura proteopolisacárida que le brinda acceso a las nuevas células, respiratorias, intestinales, nerviosas, etc. a infectar. Son precisamente estas moléculas de forma puntiaguda, junto a la esfericidad de la cubierta viral, las que le dan la forma de «corona» y por eso se les denomina así.

Los virus de ADN tienen una mayor fidelidad en la copia genética. Los de ARN tienen menos, lo que hace que acumulen más mutaciones. Esas mutaciones, paradójicamente, les permiten adaptarse con más facilidad a nuevos huéspedes. Pero los coronavirus son una familia sorprendente, pues poseen en su estructura un sistema de reparación de copias que disminuye las mutaciones y los hace menos variables.

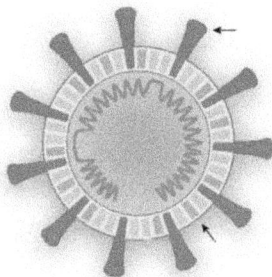

Las secuenciaciones genómicas llevadas a cabo en los últimos meses han demostrado que los SARS-Covid-2 tienen un ritmo de mutaciones alrededor de 1000 veces más lento que los virus de la gripe o el VIH. Pero la buena noticia es que los virus de ADN son, en general, mucho más difíciles de eliminar del organismo humano que los de RNA.

Los coronavirus que infectan a los humanos son conocidos por los investigadores desde hace más de cincuenta años (1966), pero no fue hasta el año 2002 que apareció en China el primero con verdadera letalidad para las personas: el **SARS-Covid-1**. SARS quiere decir, traduciendo del inglés, síndrome respiratorio agudo severo. Los virus **SARS-Covid-2** tienen entre 100 y 160 nanomicras de diámetro y están envueltos por una bicapa lipídica de protección no muy compleja que es precisamente uno de sus puntos flacos, pues se desnaturaliza con el jabón, el alcohol de alta graduación y otros productos de limpieza.

Muchos virus no pueden entrar a las células humanas, donde se replicarán y perpetuarán, porque carecen de una puerta molecular de acceso y de una llave adecuada. O dicho de otra forma: no son patógenos a los seres humanos. Pero el SARS-Covid-2 se las ha ingeniado, mediante múltiples mutaciones y recombinaciones, casi seguramente en animales, para encontrar una vía de entrada humana en la proteína enzimática denominada **ACE2**, que se encuentra en la superficie de las mucosas, el tejido respiratorio (neumocitos tipo II), los intestinos, los riñones, el sistema vascular y el corazón. Esta enzima de la superficie de la célula tiene la función normal de regular la presión arterial pero el virus se aprovecha de ella mediante su llave maestra, la proteína espicular S. Estos virus, para penetrar la membrana celular adoptan la forma de endosomas, unas «bolsitas» que vacían su contenido dentro de la célula.

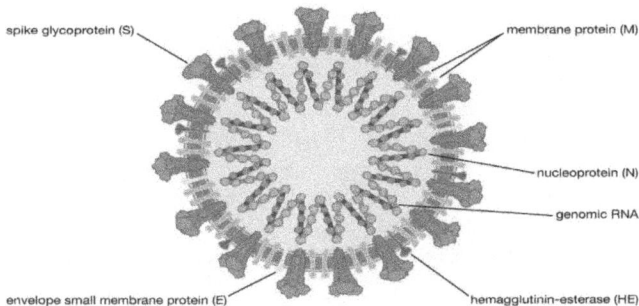

spike glycoprotein (S)
membrane protein (M)
nucleoprotein (N)
genomic RNA
envelope small membrane protein (E)
hemagglutinin-esterase (HE)

© Encyclopædia Britannica, Inc.

Una vez que el virus ha completado su penetración, los ribosomas de la célula infectada no son capaces de identificar el ARN viral como extraño, lo que le permite a este adueñarse de la maquinaria reproductiva celular y ponerla a su servicio para replicarse.

Utiliza para eso la propia enzima replicasa que el virus posee, lo que le facilita hacer hasta alrededor de 100,000 copias de sí mismo aproximadamente. El alfabeto informático que el SARS-Covid-2 posee es el mismo que el de los seres humanos, lo que cierra el círculo. Ni que decir que la célula infectada termina decayendo y casi siempre muriendo después de semejante ataque.

Ah, y una vez se ha replicado, el nuevo virus sale de la célula y recomienza el ciclo, que en definitiva eso es lo único que sabe hacer, replicarse y replicarse hasta el infinito si algo no viene a detener o romper esa cadena.

**Nota:** Estoy en deuda para la confección de este acápite con los investigadores y profesores españoles Albert Bosch, Amelia Nieto, Carlos Briones, Ana María Doménech Gómez, Covadonga Alonso, Javier Buesa et al.

# El sistema inmunológico del ser humano

Algo propio, mío, que es parte de mi cuerpo y algo no propio, que no es mío, que no forma parte de mi cuerpo. Esa dicotomía es la clave, la premisa que conforma, define y moviliza, o no, a nuestro sistema inmunológico. Profundicemos un poco entonces.

El sistema inmunológico de cada uno de nosotros es complejo, muy complejo y es también una maravillosa máquina de la naturaleza. Está formado por diversos tipos de células y proteínas muy específicas que tienen la habilidad de distinguir lo que es mío, permitiendo que esa entidad biológica continúe con su vida y al mismo tiempo de señalar y encontrar lo que no es mío y ha venido a dañarnos y entonces atacarlo y destruirlo.

Pongamos un par de ejemplos:

1. Una bacteria perteneciente a mi personal microbioma, digamos que un lactobacilo intestinal, es mía, es mi bacteria. Ella será siempre vigilada por el sistema inmunológico —la bacteria y el sistema inmune se reconocen mutuamente a través de sus respectivos receptores señalizadores—, pero no atacada.

2. Entonces al intestino entra desde el exterior un estafilococo o enterococo patógeno extraño; inmediatamente el sistema inmunológico lo detecta, sabe que esa bacteria no es mía, que es peligrosa y la destruye.

Por supuesto que todo es bastante más complejo que esta simple esquematización. Vayamos, pues un poco más allá.

El trabajo que hace sin descanso el sistema inmunológico promueve lo que denominamos **Inmunidad**. Y esa **Inmunidad** se divide en dos grandes ramas bien coordinadas que son la **Inmunidad Natural** y la **Inmunidad Adquirida**.

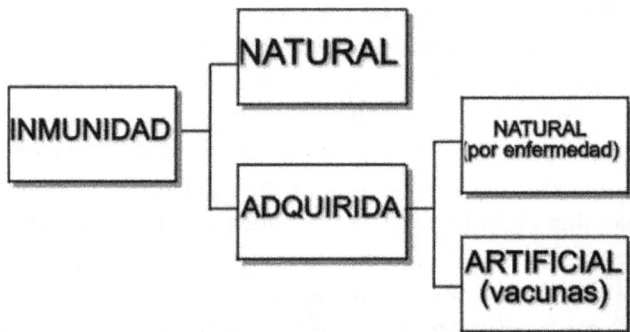

Se nos ocurre, para hacer un símil fácil de recordar, que la inmunidad natural —se le conoce también como **Inmunidad Innata**— semeja a la policía, que está siempre en la calle, y la inmunidad adquirida semeja al ejército, al que se le llama cuando se le necesita por una agresión de mayor magnitud.

Es bueno recordar que lo que no es propio no siempre llega como agente invasor desde el exterior. Una célula cancerosa, por ejemplo, se genera en el propio organismo y sin embargo casi siempre es atacada y rechazada por el sistema inmunológico, aunque no siempre, desgraciadamente, vence en esa batalla. Las interacciones entre el sistema inmunológico de los vertebrados y el cáncer se caracterizan por mecanismos muy complicados, no siempre bien aclarados, en los que no entraremos en este breve opúsculo.

El sistema inmunológico innato nos acompaña incluso desde un poco antes del nacimiento y varía relativamente poco —salvo enfermedad o accidente— a lo largo de la vida. Desde el punto de vista químico y físico la piel, esa poderosa y extensa barrera natural, el pelo, las secreciones mucosas, el ácido digestivo, las enzimas de lágrimas y saliva, los vellos nasales, el moco, el reflejo de la tos, el estornudo y muchos otros elementos forman parte, además de las células y proteínas internas objeto de nuestro estudio, del sistema inmune innato.

«Las principales células del sistema inmune innato son los denominados fagocitos (comedores de células y cuerpos extraños), que se dividen en macrófagos, neutrófilos, células dendríticas, basófilos, eosinófilos, las llamadas células asesinas (nk cells = natural killer) y varios tipos intermedios de células T. Sistemas bioquímicos no celulares como el sistema de complemento, el sistema de coagulación, los interferones, las lisozimas, las interleucinas y las lactoferrina y transferrina también forman parte del sistema inmune innato».

## Células del sistema inmunitario

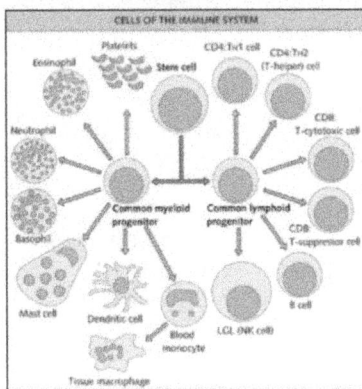

- Linfocitos
  - Células T
  - Células B
  - NK (Natural Killers)

- Células mieloides
  - Macrófago
  - Monocito
  - Células dendrítica
  - Neutrófilo
  - Basófilo
  - Eosinófilo

El sistema inmune adquirido o específico es mucho más dinámico y cambiante. Necesita al sistema inmunitario innato o inespecífico para que lo active y pueda reconocer a los elementos extraños, a los que llamamos **Antigenos. Su función primordial es la Memoria.** Nos parece un poco extraña esa función, pero es fácil comprenderla si volvemos a nuestro viejo símil; la policía —sistema innato— saca de la calle, sin preguntar, a todo aquel que no se comporte debidamente, pero el ejército, el sistema adquirido, necesita conocer debidamente a su enemigo y para eso debe recordar lo aprendido gracias al sistema innato. A esa memoria, que debe durar mucho tiempo, de ser posible toda la vida para ser efectiva, se le denomina **Memoria Inmunitaria.**

Hoy sabemos que esa memoria se adquiere gracias a la hipermutación somática y a la recombinación genética, dos mecanismos de los que no entraremos en detalles. **Sus células principales son los linfocitos T —inmunidad mediada por células— y B —inmunidad humoral—, que tienen receptores específicos para cada antígeno.**

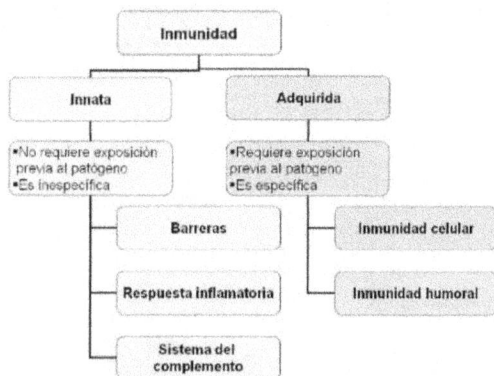

Como puede apreciarse, un sistema no puede trabajar sin el otro. Sin el sistema inmune innato no se activa el sistema inmune adquirido. Sin el sistema inmune adquirido no se guarda memoria de los atacantes y el sistema innato sería rebasado y derrotado en poco tiempo. Las enfermedades de inmunodeficiencia, como el SIDA, dañan ambos sistemas inmunes y terminan por matar al enfermo si no es tratado adecuadamente. Por último, sin la memoria del sistema inmune no hay anticuerpos ni vacuna posibles.

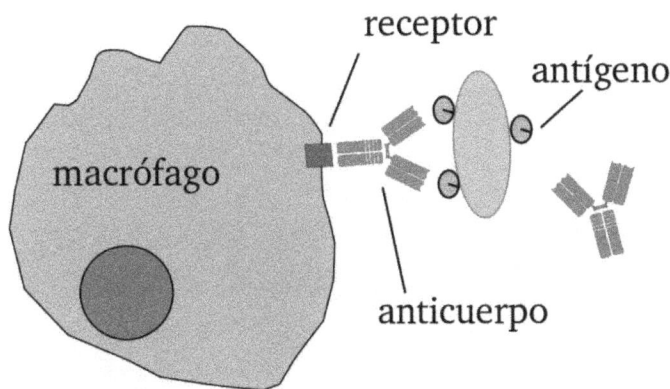

receptor

antígeno

macrófago

anticuerpo

Pero también debe tenerse en cuenta, sobre todo en la clínica, que ambos sistemas inmunes deben autolimitarse. **Modularse** adecuadamente. Hoy sabemos que en ocasiones, sobre todo cuando el ataque externo es abrumador o los antígenos tienen ciertas características —como los virus del dengue, algunos coronavirus y unas pocas vacunas— el sistema inmune puede descontrolarse y dañar o incluso matar a un paciente.

Ese fenómeno suele presentarse bajo la forma de grandes y poco amistosos procesos inflamatorios y las llamadas tormentas de citoquinas, que veremos con algo más de detalles en otro capítulo.

Lo que demuestra que el sistema inmunológico, para defendernos adecuadamente, debe estar **Sano** y **Funcional.** Solo eso. **Sano y Funcional**. «Fortalecerlo», «elevarlo», «robustecerlo», «incrementarlo» y otras palabras que se utilizan en los comerciales radiales y televisivos para vender productos de dudosa función no tienen fundamento científico.

# Las vacunas

El médico rural, naturalista y poeta inglés Edward Jenner (1749-1823) fue, más que un visionario, un gran observador. Pero ese hombre sensible y de pocas palabras, amante de la música y la buena poesía, cuyo mayor interés científico era el estudio de las costumbres reproductivas, la anatomía y las enfermedades de las aves, sobre todo del cuco común, se convirtió, casi sin proponérselo, en uno de los más grandes benefactores de la humanidad. Lo fue al extremo de que muchos historiadores consideran que su descubrimiento de la primera vacuna efectiva y segura contra la viruela ha salvado más vidas a través del tiempo que ninguna otra acción llevada a cabo por un ser humano en solitario.

Contrariamente a lo que se cree, la «variolización», o sea, la inoculación del contenido de una pústula de un paciente con viruela en el brazo de una persona sana se practicaba en muchos lugares del mundo desde tiempos inmemoriales. El gran problema de la variolización era, que al utilizar virus vivos de un paciente activo, se producía la enfermedad en el receptor sano, generalmente un niño, y la mortalidad, aunque menor que con la contaminación natural, podía alcanzar hasta un increíble 20% de los inmunizados.

Lo que hizo Jenner fue observar que las ordeñadoras de su comarca campestre sufrían constantemente lesiones en las manos de «viruela vacuna», una infección que contraían de las ubres de las vacas muy parecida a la viruela humana pero mucho más atenuada. Jenner razonó lo que ocurría y puso en práctica por primera vez esa «vacunación», en el año 1796, en un niño de ocho años, James Phipps. Después de un tiempo prudencial Jenner le hizo al niño la variolización y este no se enfermó, lo que demostró que el muchacho estaba realmente inmunizado. Jenner había descubierto la vacuna y tuvo la paciencia de defender su nueva técnica hasta que vio, pudo vivir para verlo, el éxito rotundo de la misma y el reconocimiento a su persona en su patria y en el resto de Europa y América.

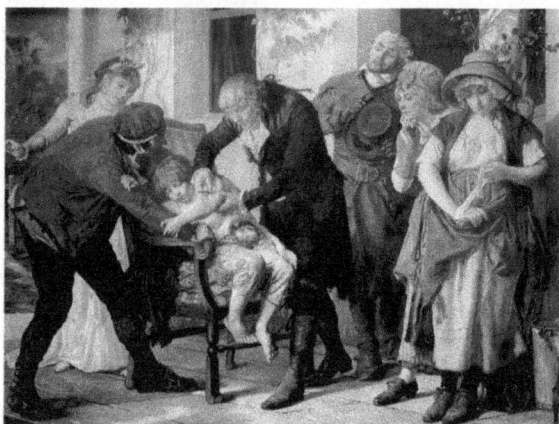

No fue hasta fines de los años cuarenta del siglo XX, ciento cincuenta años después, que se pudo contar con la vacuna antivariólica industrial en todo el mundo. Las siguientes vacunas con que contó la humanidad fueron la de la pertussis (tosferina) en 1914, la difteria en 1926 y el tétanos en 1938. En los años cuarenta del siglo XX vino la del sarampión y en los cincuenta la de las paperas.

Pero la vacuna esperada con más ansias para ese entonces era la de la poliomielitis, una enfermedad producida por un poliovirus que causaba verdaderos estragos en la población infantil y juvenil del mundo entero. Recordemos que el propio presidente de los Estados Unidos Franklin D. Roosevelt estuvo a punto de morir de la enfermedad y quedó reducido a una silla de ruedas por el resto de su vida.

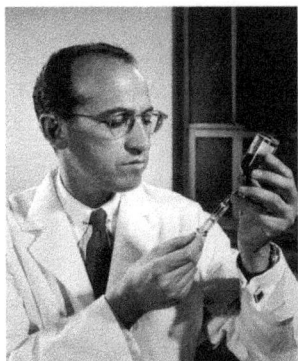

El primer gran éxito vino de la mano del virólogo norteamericano Jonas Salk (1914-1995) que logró una vacuna inyectable de virus inactivados en 1955. Su vacuna era buena pero tenía el serio defecto de convertir a los vacunados en portadores sanos por un tiempo, lo que podía poner en peligro a los no vacunados. Fue el investigador polacoestadounidense Albert Bruce Sabin (1906-1993) el que logró la vacuna oral trivalente de virus atenuados (1961-1963) que es la que se utiliza hoy en todo el mundo. Con estas experiencias se han seguido desarrollando vacunas, con más éxitos que fracasos, hasta nuestros días.

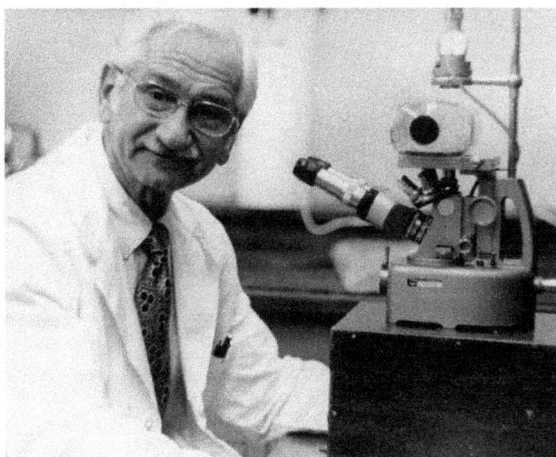

*Albert Bruce Sabin (1906-1993)*

Las vacunas pueden ser de:

- Gérmenes (virus o bacterias) vivos atenuados: Sarampión, paperas, viruela, varicela, fiebre amarilla, rotavirus.
- Gérmenes inactivados: Hepatitis A, rabia.
- Subunidades recombinantes, polisacáridas y combinadas (partes del germen): Hepatitis B, tos ferina, virus papiloma humano.
- Toxoides (toxinas del germen): Difteria, tétanos.
- Vacunas genómicas (ADN y ARN). En estudio.

Las vacunas están diseñadas para instruir al sistema inmunitario en cómo combatir ciertos tipos de virus, bacterias, parásitos o elementos antigénicos variables sin tener que pagar el alto precio de sufrir la enfermedad que ellos producen. A la inmunidad que producen las vacunas, y también la que producen las enfermedades, se le llama **Inmunidad Activa**.

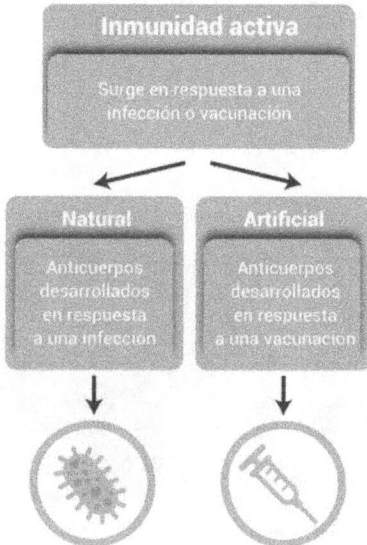

Inmunidad activa
Surge en respuesta a una infección o vacunación

Natural
Anticuerpos desarrollados en respuesta a una infección

Artificial
Anticuerpos desarrollados en respuesta a una vacunación

Las vacunas han salvado y siguen salvando millones de vidas humanas —y animales—, pero debe comprenderse que no son perfectas. Algunos gérmenes se resisten, sobre todo mediante las mutaciones genéticas, como en el caso del VIH, a que se logre una buena vacuna. También pueden tener efectos secundarios —el caso del dengue— que las hagan inviables o incluso pueden perder efectividad con el tiempo por diversas razones. Y también las vacunas tienen enemigos vociferantes, sobre todo en los últimos años. Pero todo eso se resuelve con **Tiempo, Educación e Investigación Científica.**

## Una (o más de una) vacuna para el SARS-CoV-2

Parodiando la famosa frase de Winston Churchill: Nunca tantos habían hecho tanto, en tan poco tiempo, para encontrar una solución para algo de tan poco tamaño… pero con una potencialidad de daño extraordinaria. Al momento de escribir este acápite se cuentan 119 equipos —quizás haya más de los que no conocemos— trabajando activamente en la consecución de una vacuna para el SARS-CoV-2.

Los enfoques para esta vacuna son disímiles: Los clásicos: Con el virus atenuado o con el virus muerto y los rompedores, los inéditos, actuando directamente con y sobre la cadena de ARN viral buscando la forma de bloquear su reproductibilidad o de bloquear la proteína S de las espículas.

Al día de hoy contamos con buenas y malas noticias. Las buenas tienen que ver con el extraordinario intercambio de información a nivel mundial, la financiación casi ilimitada y el hecho de contar desde los primeros momentos con el genoma completo del virus. Las malas se basan en las dificultades para lograr vacunas para los coronavirus SARS-CoV-1 y MERS luego de casi quince años de trabajo.

Uno de los temores con la nueva vacuna a desarrollar subyace en un fenómeno inmune paradójico que se ha observado en otras vacunas —la vacuna TDI del dengue es un buen ejemplo— donde se produce una exacerbación de la respuesta inmunológica del organismo vacunado que reviste tanta o más gravedad que la propia enfermedad. Se le ha llamado a este fenómeno «Inmune enhancement (ADE)».

Algunas vacunas producen los llamados «efectos heterólogos» o «efectos no específicos». Ese sería el caso de la vacuna BCG antituberculosa. Existen fundados indicios de que la mortalidad por Covid-19 en países que utilizan desde hace muchos años la vacunación masiva con BCG ha sido más baja que lo esperado. Esa pudiera explicarse mediante una inmunomodulación que ofreciera alguna resistencia al ataque viral. Pero, aunque se investiga, no se ha probado tal aserto.

Y quedan entonces los procesos industriales para la fabricación de millones de dosis, la distribución, el almacenamiento, etcétera.

De cualquier manera, esperemos confiados en que podamos contar relativamente pronto con una buena vacuna para esta enfermedad.

# LOS MEDICAMENTOS ANTIVIRALES

Los antibióticos, que han salvado millones de vidas desde los años cuarenta del siglo XX, nos malacostumbraron a perder el miedo y descuidarnos de las infecciones. Pero aunque lo olvidemos tantas veces, NO de todas las infecciones, por la sencilla razón de que los antibióticos solo matan bacterias y no atacan a los virus.

El tratamiento de las infecciones virales, que son mayoría frente a las bacterianas, no cuenta, lamentablemente, con una familia de fármacos equivalentes a los antibióticos. Repasemos pues, muy brevemente, el pobre arsenal —pobre en eficacia y potencia, no en número— antiviral con que contamos.

Desde el año 1972 a la fecha alrededor de cincuenta nuevos virus han sido identificados como agentes patógenos humanos en todos los confines del mundo. Todas estas virosis, en definitiva enfermedades de nueva aparición, se han hecho tributarias para su curación de agentes antivirales sofisticados, pero lamentablemente la investigación e industria farmacéuticas no han estado a tono con esas necesidades.

De 1910, año en que el alemán Paul Ehrlich descubrió el salvarsan, «la bala mágica» contra la sífilis, pasando por la penicilina (Alexander Fleming), el prontosil (precursor de las sulfonamidas. Domagk) hasta la estreptomicina, el cloranfenicol, la eritromicina y la tetraciclina en 1944 (Schatz, Waksman y otros) pasaron solo treinta y cuatro años. Sin embargo, no hay una saga semejante en el desarrollo de los medicamentos antivirales.

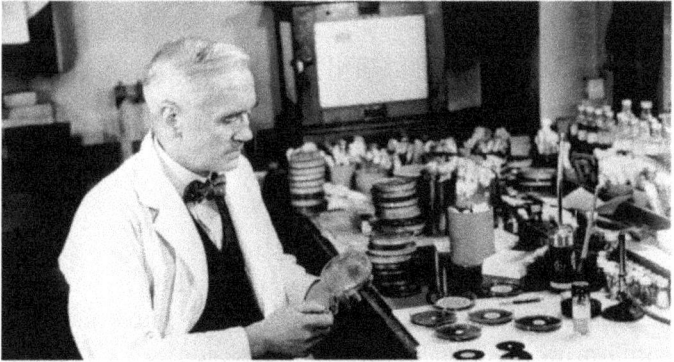

*Alexander Fleming descubrió en 1928 la penicilina*

Todos sabemos, incluso a veces por experiencia propia, que un tratamiento efectivo con antibióticos para una enfermedad bacteriana de mediana gravedad toma habitualmente entre 7 y 10 días como máximo en lograr la curación. Por el contrario, el tratamiento de, por ejemplo, la hepatitis C con antivirales requiere, además de la asociación con interferones y otros medicamentos, de por lo menos seis meses. Y si nos referimos al HIV, para el que contar con antivirales útiles llevó más de veinte años, se requiere hoy tratamiento con la llamada tríada (tres antivirales administrados al mismo tiempo) de por vida, y no estamos hablando de curación sino de detención de los síntomas.

¿Por qué ocurre esto?

Se han invocado por lo menos cuatro factores:

1.  Las limitaciones relacionadas con la investigación «in vitro» y los modelos animales. A diferencia de las bacterias, los virus suelen ser muy difíciles de cultivar y tienen afinidades celulares sumamente específicas.

2. La dificultad para encontrar moléculas verdaderamente antivirales. Se utilizan patrones pero solo unos pocos entre miles funcionan.

3. El delicado balance entre efectividad, toxicidad y resistencia. Las drogas que atacan los virus muy comúnmente atacan las células sanas del portador. No olvidemos que los virus son parásitos intracelulares que utilizan los mecanismos reproductivos de las células atacadas.

4. Los elevadísimos costos económicos de la investigación de antivirales.

Un ejemplo. La amantadina, un antiviral de efecto bastante mediocre en el tratamiento del flu, fue descubierta a mediados de los años sesenta (1964) del siglo XX. Hace casi sesenta años, y no contamos con nada mejor hasta el momento.

Antivirales
Principios básicos

Los inhibidores **no selectivos** de la replicación viral pueden interferir con la función celular del huésped y producir **toxicidad**

La investigación farmacológica busca compuestos químicos que inhiban funciones específicas de los virus
✓ **Selectividad**
✓ **Estabilidad in vivo**
✓ **Carencia de efectos tóxicos**

A diferencia de los antibióticos, que son relativamente pocos pero muy efectivos, la lista de antivirales es enorme —tengo delante un libro del año 2017 con 63 productos antivirales aprobados por la FDA— y sus resultados son, por decir lo menos, modestos.

También se han utilizado contra los virus productores de enfermedades infinidad de otros productos farmacéuticos: antibióticos, antimaláricos, otros antiparasitarios, anticancerígenos, inmunosupresores, vitaminas y muchos otros fármacos sin resultados verdaderamente alentadores.

Recordemos el antiguo aserto hipocrático: **«Cuando hay demasiadas drogas para tratar una enfermedad, en realidad no hay ninguna».**

### ¿Existe un tratamiento antiviral eficaz para la Covid-19?

A día de hoy se están efectuando unos 1300 estudios, quizás más, sobre medicamentos antivirales y otros para tratar el Covid-19 en unos treinta países. Las compañías farmacéuticas grandes, y algunas no tanto, están invirtiendo miles de millones de dólares no solo en vacunas sino en medicamentos antivirales. Los dos que han tenido, aparentemente, mejores resultados acortando el tiempo de enfermedad —no la mortalidad— son el antiviral **remdesivir** y el antiinflamatorio **baricitinib** empleados juntos.

El **remdesivir** es un fármaco antiviral que actúa en el laboratorio (*in vitro*) evitando que los virus se repliquen. Pero una cosa es el laboratorio y otra muy distinta el cuerpo humano enfermo. Este producto se comenzó a utilizar para tratar el ébola africano hace unos años y sus resultados no fueron del todo satisfactorios.

Debe señalarse que los antivirales son más efectivos en las primeras etapas de la enfermedad, justo cuando el daño orgánico es producido directamente por el virus. Luego, cuando las lesiones a los órganos son producidas en buena medida por el ataque del sistema inmunológico del propio paciente el fármaco se vuelve prácticamente inoperante. Eso explica el fenómeno aparentemente paradójico de que el **remdesivir** disminuya el tiempo de enfermedad —se disminuye algo la carga viral— pero no baje la mortalidad, pues si se produce la respuesta inmunológica exacerbada ya no hay mucho que hacer.

Se han empleado también en estos estudios el **favipiravir**, un medicamente utilizado en la gripe, el **lopinavir** y el **ritonavir** (se venden ambos como Kaletra). En Europa, Australia y Asia se han utilizado otros productos de este corte pero ninguno se ha convertido en un medicamento imprescindible. Cuando ese medicamento imprescindible, realmente eficaz aparezca, todos estos, indudablemente, pasarán a un honroso olvido.

## ENFERMEDADES, BROTES, EPIDEMIAS Y PANDEMIAS

Todos sabemos lo que es una enfermedad, no hace falta ser médico para eso, y su definición negativa, a mi parecer, sigue siendo la mejor; estar enfermo es haber perdido o no tener una buena salud. La palabra enfermedad viene del latín: *infirmitas* = carecer de firmeza. Un poco desconcertante, cierto, pero en general los romanos sabían lo que decían.

Digámoslo otra vez, **La Enfermedad no es más que La Ausencia de Salud**, aunque esa ausencia sea imaginaria, como ocurre en los deprimidos severos y los hipocondríacos, que por demás, también están enfermos.

El brote va un poco más allá. Para que haya **Un Brote** hace falta más de un enfermo y que la enfermedad que aparezca en un punto, territorio o pueblo sea inesperada y claramente definida en lugar y tiempo. Las intoxicaciones alimentarias de grupos de personas por bacterias —una fiesta, una celebración, un banquete, un alimento específico vendido en una comunidad X— son los mejores ejemplos de brotes de una condición cualquiera. Por extensión, la palabra brote se aplica a otros elementos no relacionados con la medicina: «un brote de violencia» o «el brote de los dientes», por ejemplo. Si el brote crece en cantidad de enfermos, en extensión y se alarga en el tiempo podemos estar ya frente a una epidemia.

En efecto, **Una Epidemia no es má que la propagación descontrolada en espacio y tiempo de un Brote inicial.** Suele decirse que las epidemias afectan a un solo país pero en la práctica no es estrictamente así. Si se trata de una isla o de un país con fronteras muy bien delimitadas es así, pero esto ocurre pocas veces. Lo mejor es entender la epidemia como la afectación de un territorio o de un grupo de países con fronteras difusas o muy fáciles de traspasar.

La mayoría de las enfermedades aparecen intermitentemente en un territorio dado. Por ejemplo, casi siempre encontramos personas con catarro común en nuestra ciudad. A eso se le denomina **Enfermedad Endemica.** Pero si de repente ocurre un incremento inesperado de casos de catarro común que sobrepasan lo esperado para ese momento y lugar, entonces estamos frente a un brote y posiblemente en camino a una **Epidemia.** Los conceptos de enfermedad endémica y epidemia no solo se emplean para enfermedades infecciosas: «la diabetes es una enfermedad endémica en todo el mundo, y la obesidad es ya epidémica».

Bien. ¿Qué es entonces una pandemia?

Toda pandemia debe cumplir dos criterios:

- El brote epidémico debe afectar a más de un continente.

- Y que existan en diferentes lugares y países casos comunitarios no importados (además de los importados, por supuesto).

El masivo incremento de las comunicaciones aéreas y el auge del turismo y el comercio internacional en los últimos cincuenta años han incrementado exponencialmente las posibilidades de aparición de epidemias y pandemias.

### Hablemos brevemente de dos grandes pandemias

Ante algunas grandes y muy reales epidemias y pandemias que la humanidad ha padecido a través de los tiempos, las famosas siete plagas de Egipto, de las que nos cuenta el *Éxodo*, uno de los libros de la Biblia, se quedan francamente pequeñas. Ese es el caso, estoy seguro, de la denominada «Peste Negra» o «Muerte Negra» euroasiática del siglo XIV.

Teniendo en cuenta las cifras estimadas de fallecimientos, solo en Europa —la pandemia comenzó en Asia y fue allí cataclísmica— esos números ascendieron a entre 25 y 50 millones de muertos, una cifra que si la relacionamos con la población total europea de entonces no tiene parangón, en cuánto a mortalidad y sufrimiento humanos, con nada ocurrido en los anales de la historia antes o después. Es probable, por tanto, que la Peste Negra haya matado entre el 40 y el 60% de la población total del territorio de Europa incluyendo las islas británicas. Hubo aldeas y pueblos que desaparecieron al quedar completamente vacíos.

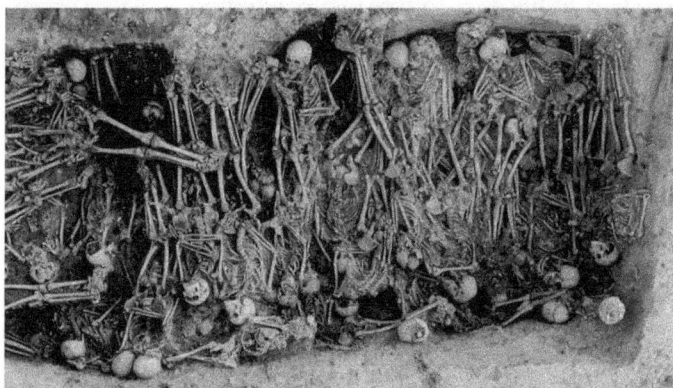

Se discutió durante mucho tiempo qué germen había producido semejante mortandad, si un virus o una bacteria, aunque nunca hubo muchas dudas, partiendo de las crónicas de época, que el agente vector pandémico habían sido las ratas.

En el año 2011 investigadores británicos lograron encontrar, en cadáveres muertos por la peste extraídos de enterramientos múltiples cerca de la ciudad de Londres, material genético de la bacteria *Yersinia pestis*, lo que parece haber confirmado que la enfermedad que produjo tal cantidad de fallecimientos fue la peste bubónica. Los signos y síntomas narrados por algunos sobrevivientes también parecen coincidir con algunas formas clínicas de esta condición: fiebre muy alta y luego enfriamientos, signos broncopulmonares, inflamación de los ganglios con supuración y necrosis (bubones), manchas oscuras en la piel, dolores articulares y musculares intensos, perdida de la conciencia y muerte. En algunos casos la muerte se presentaba a menos de 24 horas de aparición de los síntomas.

Las consecuencias económicas, sociales, militares, administrativas, artísticas, psicológicas e históricas de un desastre de tamaña magnitud fueron múltiples e inesperadas, al extremo de que algunos historiadores señalan que la enfermedad pudo haber dado al traste con la organización feudal predominante, abriendo así el camino para lo que más tarde sería el Renacimiento y el naciente capitalismo.

Y seiscientos años después… **la Gripe Española.**

Comencemos por señalar que el apellido «española» es completamente injusto. Todos los historiadores coinciden que el primer caso —el paciente cero de la gripe— se diagnosticó en el campamento Funston, ubicado en Fort Riley, en el estado de Kansas, Estados Unidos, el 4 de marzo de 1918 aunque algún autor plantea que fue el día 11 del mismo mes.

Un par de meses después, en mayo, ya la enfermedad se había extendido a las tropas expedicionarias norteamericanas que combatían en Europa y comenzaba a diezmar al resto de los soldados aliados y a la población civil francesa. Pronto brincó las trincheras y atacó a los soldados alemanes que peleaban del otro lado. En menos de medio año la gripe afectaba, literalmente, al mundo entero.

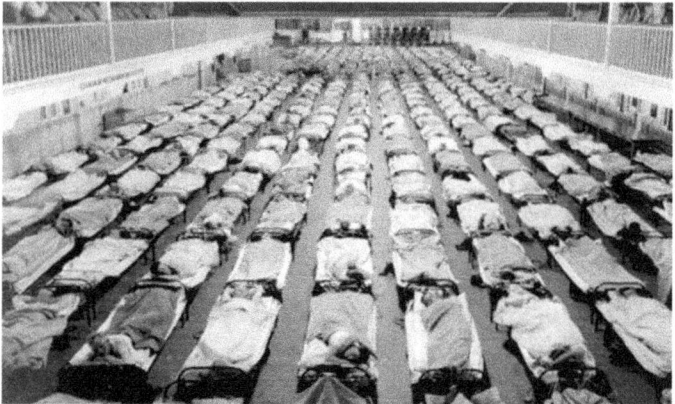

No hemos encontrado una mejor y más ágil descripción de los síntomas y los avatares de la susodicha condición patológica que los que describe el médico militar norteamericano Roy Grist, testigo presencial, médico de asistencia y al mismo tiempo sobreviviente, en este fragmento de una carta a un amigo, médico también. Se han traducido varios renglones y se ha respetado la forma coloquial de describir que tiene el doctor Grist:

> Estos hombres comienzan con lo que parece ser un ataque ordinario de la *grippe* o influenza y cuando llegan al hospital, desarrollan rápidamente el tipo más vicioso de neumonía que se haya visto. Dos horas después del ingreso tienen las manchas de Mahogany en las mejillas y pocas horas después puede verse la cianosis extendiéndose desde las orejas a toda la cara, hasta que se hace difícil distinguir negros de blancos. En cosa de horas sobreviene la muerte, es horrible. Uno puede ver morir, uno, dos o

veinte hombres, pero estos hombres mueren como moscas… ha habido un promedio de cien muertes por día… la neumonía es la causa de todas estas muertes… hemos perdido numerosos médicos y enfermeras… son necesarios trenes especiales para trasladar los muertos. Por varios días no había féretros suficientes y fue necesario apilar los muertos. Se ha desocupado una gran barraca para adaptarla como morgue… donde los cadáveres reposan en doble fila… William Welch visitó Camp Devens y alarmado contactó a Buro Wolbach, famoso patólogo de Boston, y a Oswald Avery, investigador del Rockefeller institute en Nueva York, para que ambos le ayudaran a resolver «este nuevo tipo de infección o plaga». El primero haciendo más autopsias para identificar y caracterizar bien la nueva enfermedad y el segundo para realizar las investigaciones bacteriológicas correspondientes. La tarea era conocer la causa y crear en forma urgente un suero inmune contra este enemigo mortal.

Faltaban casi ochenta años para saber con certeza que el enemigo invisible productor de la gripe española era el virus A H1N1. Como en todas las pandemias, resulta imposible ofrecer una cifra exacta de fallecidos; según los autores esos números van desde 40 millones a cien millones o algo más. Quedan pocas dudas hoy, después de los muchos estudios genéticos que se han hecho, sobre todo en los Estados Unidos, que el virus A H1N1 provino de los cerdos de las granjas del sur de Chicago y fue transportado a los cuarteles por los jóvenes reclutas provenientes de allí. Y salvo la prevención: algunas cuarentenas, cierto grado de distanciamiento social y el empleo bastante extendido de tapabocas, la gripe se agotó por sí misma y desapareció. **¿Inmunidad de rebaño o de grupo?** Probablemente sí. Ah, y no faltaron las *fakenews*, como la del bulo de que fue provocada por la aspirina Bayer (alemana) para contagiar a los soldados aliados, o la de que venía de China y era traída a los Estados Unidos por los inmigrantes españoles y… para que continuar.

Muy interesante, pero… ¿Por qué «española»?

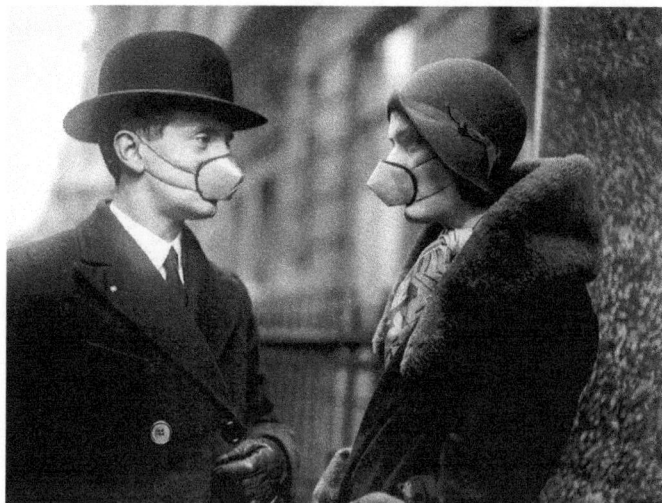

Por una muy injusta paradoja de la historia, como mencionamos al principio.

España era casi el único país europeo —Portugal y Suiza serían los otros dos— que no participaba en la Primera Guerra Mundial y por tanto no tenía censura de prensa militar. Con muy pocos casos comparativamente tuvo la desgracia de que se enfermara gravemente, aunque no murió, el rey español Alfonso XIII, noticia que obviamente saltó de inmediato a los periódicos. Se convirtió así el país peninsular en el único que estaba informando sobre la epidemia (en realidad pandemia) y, como era de esperar, todos los otros países beligerantes se aprovecharon y le colgaron el sambenito de haber desatado la condición infecciosa.

¿Quién puede contra eso?

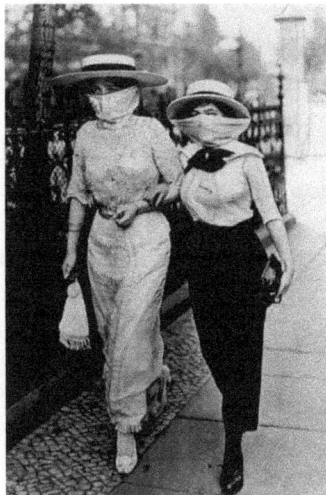

# Pandemia: Síntomas, evolución y tratamiento

Este libro no está ideado en exclusiva para médicos. Su objetivo es divulgar conocimientos básicos que ayuden a comprender al público las diferentes facetas de la pandemia de SARS-Cov-2 que nos azota. Por esa razón este capítulo no discutirá a profundidad algunos temas de la clínica y la terapéutica de esta enfermedad que son motivo de debate actualmente en todo el mundo. Nos limitaremos a un repaso veraz e informativo, pero sencillo, de los síntomas, evolución y tratamiento de esta condición.

## Los signos y síntomas

Al inicio de la epidemia de Covid-19 todo indicaba que se trataba de una virosis neumónica con síntomas muy semejantes, a veces algo más (o menos) severos, a otras enfermedades agudas broncopulmonares como el SARS-1 y el MERS.

Los signos y síntomas iniciales, que pueden aparecer entre 2 y 14 (5 a 10 comúnmente) días después de la exposición al germen causal (período de incubación) incluyen:

- Fiebre de moderada a severa
- Tos seca. La expectoración es muy poco habitual
- Cansancio de moderado a muy severo. Algunos pacientes casi no pueden moverse de la cama y presentan lipotimias
- Falta de aire. Dificultad para respirar evidente. Algunos pacientes refieren el enorme trabajo físico que les cuesta la inspiración. El dolor en el pecho es común

- Dolores musculares y articulares como en toda gripe. A veces más severos
- Escalofríos y temblores, sobre todo nocturnos. Un reconocido presentador de la Televisión sufrió roturas de dientes delanteros en estas crisis.
- Dolor de garganta y de la musculatura del cuello
- Dolor de cabeza que puede llegar a ser muy severo
- Una muy curiosa pérdida de los sentidos del gusto y el olfato que suele ser total. Esto puede ser incluso un pródromo o signo premonitorio
- La cianosis peribucal no suele ser un signo inicial pero sí un parámetro para ingreso en una unidad intensiva
- Dolor abdominal difuso, nauseas, vómitos y diarreas. Síntomas menos frecuentes
- Pérdida de peso que puede llegar a ser muy severa
- *Rash* cutáneo semejante al del dengue, chinkungunya y otras afecciones virales
- Vesículas semejantes a las de la varicela. Muy raras
- Petequias (pequeñas hemorragias en la piel)
- Prurito (picazón en la piel). Raro
- Lesiones dolorosas de color rojizo o púrpura en los dedos de los pies y menos frecuentemente en las manos. Estas lesiones se ven en adolescentes y jóvenes y no necesariamente indican gravedad
- Encefalopatías de causa poco clara y pérdidas de memoria en ancianos (no está claro si irreversibles)

Y en una parte que puede ser importante (desconocemos su % real) ningún síntoma o muy ligeros signos de resfriado.

Las complicaciones severas comenzaron a aparecer muy pronto:

→ Neumonía bilateral con una imagen radiológica pulmonar muy suigéneris que se dio en llamar de «cristal esmerilado» (*ground-glass opacities*) que abarca múltiples lóbulos pulmonares y se localiza sobre todo en la periferia. Estas lesiones se presentan en hasta un 95% de los casos severos

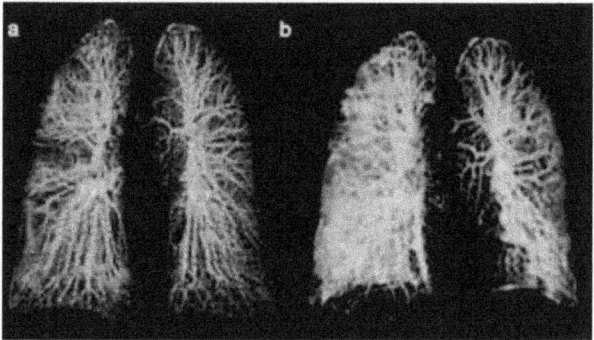

+ Insuficiencia de varios órganos como el riñón y el hígado
+ Hipercoagulabilidad de la sangre y trombosis venosas y arteriales en diversos órganos, incluyendo el corazón (infartos miocárdicos) y el cerebro (*stroke*)
+ Sobreinfecciones pulmonares y de otros órganos producidas por bacterias oportunistas
+ Síndrome de distrés o dificultad respiratoria del adulto (SIRA) con niveles de oxígeno en sangre muy bajos
+ Tormentas de citoquinas. Una complicación de extraordinaria gravedad

**¿Qué es una tormenta de citoquinas?**

Es un mecanismo muy complejo mediado por el sistema inmune innato —en asociación con el sistema inmune adquirido— que ocurre cuando un agente externo: un virus, una bacteria, una vacuna, una intoxicación grave, un traumatismo severo, un trastorno de la sangre o alguna otra noxa o agente atacante descarrilan el equilibrio necesario que tienen que tener estas células y anticuerpos para cumplir sus funciones. Esto hace que comiencen a producir enormes cantidades de las llamadas citoquinas (o citosinas), moléculas muy importantes para modular la necesaria inflamación defensiva pero que ahora comienzan a dañar las células normales del cuerpo. Si esto no se controla con un tratamiento adecuado y muy enérgico, las citoquinas terminan por matar al paciente. Como se ve, es una reacción exagerada y paradójica de elementos necesarios para nuestra defensa que terminan por destruirnos. Es como aquel viejo dicho de: «ayúdame, pero no tanto».

**Funciones de las citocinas**

1. Actúan como señales Intercelulares. Interconexión. Interferón.
2. Regulan o aumentan la respuesta inmune: Modulación.
3. Regulan el proceso inflamatorio.
4. Reparan lesiones: Heridas.Locales o sistémicas.
5. Regulan el crecimiento.

CITOCINAS
Acción antiviral
NK
Activación celular

Por desgracia el SARS-CoV-2 parece tener una gran habilidad para desencadenar este tipo de respuestas anómalas en pacientes de alto riesgo o con cargas virales muy altas. El tratamiento es siempre intensivo y muy altamente especializado y no nos parece procedente discutirlo en este opúsculo.

Se ha demostrado que las tormentas de citoquinas han jugado un importante papel en la muerte de muchos pacientes de Covid-2.

**En los niños**

Se ha extendido la creencia de que los niños no sufren o sufren muy levemente la Covid-19 pero eso no es exactamente así.

Es cierto que las estadísticas de morbilidad en infantes demuestran unas cifras bastante más bajas que en adultos y sobre todo que en personas de la tercera edad, pero eso no significa que no se hayan reportado cuadros severos y complicaciones de importancia en niños contaminados con el SARS-CoV-2.

El cuadro más severo reportado hasta ahora como complicación de esta enfermedad en niños es un síndrome hemorrágico muy semejante a la enfermedad de Kawasaki (*Kawasaki like syndrome*), una enfermedad, por cierto,

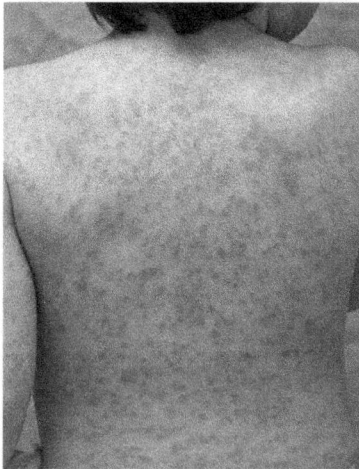

muy rara antes de esta pandemia. Se trata de pequeñas pero muy extensas hemorragias que se manifiestan en la piel, la boca, las conjuntivas de los ojos y eventualmente el resto del tubo digestivo. Pueden evolucionar hacia la curación o por el contrario complicarse severamente y producir la muerte.

## El dilema terapéutico

Pocas veces en la historia médica se han empleado tantos medicamentos, procederes fisioterapéuticos y elementos técnicos disímiles en un período tan corto de tiempo para tratar una enfermedad infecciosa. Y los resultados, digámoslo desde el principio, están muy lejos de ser espectaculares.

Hagamos un recorrido muy breve por esta extensa farmacopea:

→ Medicamentos para el dolor como el Tylenol (algunos recomiendan no utilizar aspirina e ibuprofenos, otros no). No olvidemos que muchos pacientes no necesitan hospitalización o cuidados especiales.

→ Lopinavir/ritonavir. Pueden producir pancreatitis y otras complicaciones. No han demostrado efectos realmente favorables.

→ Remdesivir. Se tolera bastante bien y parece ser, a falta de algo mejor, el medicamento de elección.

→ Hidroxicloroquina. El medicamento más discutido y politizado. No hay pruebas claras de que tenga un efecto favorable pero se sigue investigando. Puede producir complicaciones del ritmo cardiaco.

→ Antibióticos macrólidos (azitromicina). Ha sido de utilidad en algunas neumonías virales. Se ha utilizado junto a la hidroxicloroquina. No se ha demostrado sea de verdadera utilidad excepto en infecciones pulmonares bacterianas sobreañadidas.

→ Interferones alfa y beta. Sus efectos son controvertidos. Tienen efectos secundarios importantes.

→ Cortisona (corticoides). Tiene sentido su empleo en respuestas inflamatorias de importancia pero sus efectos favorables no han podido ser probados hasta ahora. Pueden empeorar otras condiciones o incluso incrementar la carga viral.

→ Toclizumab. Es un anticuerpo monoclonal humanizado semejante a las citosinas. Tiene un poderoso efecto antiinflamatorio en otras enfermedades, pero está bajo investigación en el Covid-19.

→ Vitamina C en altas dosis. No parece tener ningún efecto.

→ Antiácidos. No existen pruebas reales de su utilidad.

→ Plasma preempacado IVIG inmunoglobulina intravenosa). Se ha comenzado a utilizar muy recientemente y no existen datos fiables de su utilidad.

→ Suero de convaleciente obtenido por plasmaféresis. Parece ser el de efectos más positivos hasta el momento. No se ha obtenido en grandes cantidades. Presenta algunas complicaciones no muy serias.

Para resumir; si pudiéramos evitar que el virus entrara en las células, si pudiéramos evitar que se reprodujera y si pudiéramos mantener una correcta modulación del sistema inmunológico evitando las tormentas de citoquinas habríamos ganado la batalla. Pero hasta el momento no hemos alcanzado ninguno de esos tres goles. Lo que no quiere decir que no insistamos y continuemos luchando a brazo partido para lograrlos.

**Los cuidados intensivos**

Los cuidados intensivos: vías venosas múltiples, hidratación, nutrición y medicación parenteral, camas especiales para colocar los pacientes en decúbito prono (boca abajo), oxigenoterapia con máscaras, sondas o ventilación mecánica, fisioterapia respiratoria, monitorización continua de múltiples parámetros, etcétera. Son vitales para tratar a los pacientes en grave estado. Se requiere un personal altamente especializado y muy dedicado. Verdaderos campos de batalla. No entraremos en detalles que pertenecen a los especialistas, pero quede constancia del enorme aporte que estas unidades y su personal han hecho y sigue haciendo en esta pandemia.

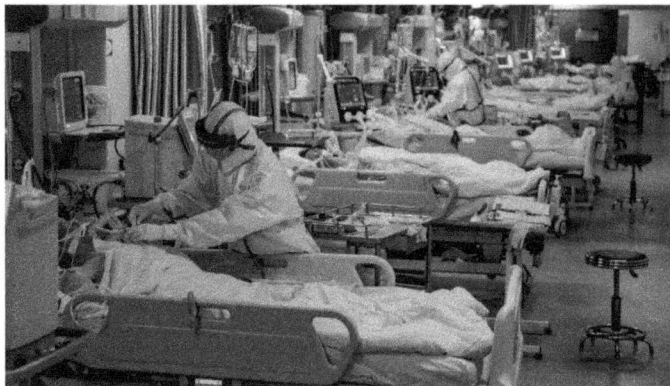

## Mortalidad

El matemático Andrejs Dunkels dijo una vez que: «es fácil mentir con las estadísticas, pero es muy difícil decir la verdad sin ellas». La Covid-19 ha sido un reto desde el mismo principio para establecer unas cifras de mortalidad que se ajusten a la realidad. Cada mes, que digo, cada semana las cifras han ido cambiando y siempre nos queda la sensación de que no acabamos de encontrar la verdad. Es evidente que las personas mayores y con patologías añadidas tienen una mortalidad mucho más alta que la población general y sobre todo que los más jóvenes. Dos cosas conspiran para establecer unas estadísticas confiables: la propia evolución de la crisis pandémica por un lado y la dificultad, sobre todo en los primeros meses, para hacer pruebas diagnósticas confiables y en cantidades suficientes.

Un ejemplo muy revelador es el del crucero *Diamond Princess* (4 semanas encerrados en un entorno absolutamente cerrado): 3711 personas entre pasajeros y tripulación, 711 casos positivos 18% de los cuáles fueron asintomáticos y una mortalidad de 1.1, bastante más baja que la que se ha invocado para la población general.

## mortalidad ≠ letalidad

$$\text{Letalidad} = \frac{\text{Número de muertos en los casos de enfermedad en 1 año}}{\text{Número total de casos de enfermedad en 1 año}} \times 10^n$$

Lo cierto es que la mortalidad varía dentro de rangos muy amplios de país a país e incluso de estado a estado en USA, por razones de género, de condiciones patológicas previas, por edades, por niveles económicos y por otras muchas causas. Cuando el tiempo pase y tengamos una visión más clara del panorama mundial de la pandemia contaremos con cifras mucho más certeras.

Por el momento sabemos que de cada cien pacientes de Covid-19 de todas las edades alrededor de 97-98 de ellos tienen grandes posibilidades de sobrevivir y recuperarse.

**Etnicidad y mortalidad**

En los Estados Unidos la población afroamericana, y la de ascendencia latina en menor grado, tienen índices de morbilidad y mortalidad mucho más altos que la población caucásica. Esto, aunque todavía es pronto para llegar a conclusiones, se ha debatido por algunos investigadores y han primado dos tendencias. La tendencia genomicista plantea que los afroamericanos tienen títulos más altos de los llamados D-dímeros relacionados con las variantes genéticas de *sickle cell* anemia, lo que explicaría la mayor frecuencia de accidentes tromboembólicos en estos pacientes. La tendencia sociologista plantea que los afroamericanos viven en casas pequeñas y con una mayor densidad poblacional, ganan mucho menos dinero y sus empleos son de menor calidad y requieren mayor esfuerzo físico, se alimentan peor que los blancos, reciben menos atención de salud, padecen más de obesidad, diabetes e hipertensión arterial y están menos informados. Creemos que ambas tendencias tienen razón y la solución no pasa por debatir sino por solucionar, a futuro, estos problemas.

**Algunas otras cosas que no sabemos**

Hay una gran cantidad aspectos relacionados con el SARS-CoV-2 que aún desconocemos, pero que seguramente iremos descubriendo y aprendiendo en los próximos meses y años. Valgan tres ejemplos:

1.  Aunque sí sabemos que la carga viral es un número de suma importancia y la prevalencia de enfermedad y muerte entre profesionales de atención lo demuestra, no contamos con el número exacto de virus activos que hacen la diferencia entre enfermarse o no.

2.  Tampoco sabemos, aunque tenemos muchos atisbos e inferencias, que permite que algunas personas se enfermen más que otras.

3.  También desconocemos el tiempo real en el que hay una inmunidad eficaz después de una infección, o después de una posible vacuna. Este dato es fundamental para establecer un pronóstico de evolución de la enfermedad en el futuro.

# Secuelas

Teniendo en cuenta que la enfermedad se conoce apenas hace seis meses, es casi imposible hablar con propiedad de las secuelas, orgánicas y psicológicas, que la Covid-19 puede dejar, o no, en los sobrevivientes.

Pero adelantemos algunas evidencias.

Los primeros reportes (Zhang et al, february 2020) sobre fibrosis pulmonar difusa y zonas de fibrosis pulmonar localizada en pacientes graves que fueron sometidos a ventilación mecánica prolongada vinieron de los investigadores chinos, que fueron también los primeros en tratar estos casos.

La fibrosis pulmonar disminuye, en los primeros estadíos, entre un 20 y un 30% la capacidad y función pulmonar. El tejido conectivo del pulmón se inflama durante el período álgido de la enfermedad y luego cicatriza y se endurece (fibrosis), lo que bloquea parcialmente la capacidad de intercambiar gases, oxígeno y $CO_2$, de los alveolos y los pequeños vasos sanguíneos, función de intercambio fundamental para la vida.

Los síntomas y signos de esta secuela *post* Covid-19 son: Dificultad para respirar, o sea, disnea de esfuerzo primero y luego permanente, tos seca y entrecortada que mejora muy poco con la medicación, cansancio permanente, dificultad para conciliar el sueño durante la noche (en decúbito) y somnolencia diurna, palidez de la piel y cianosis peribucal y de los dedos, cansancio y adinamia permanentes, dolores musculares y articulares, depresión y pérdida de peso que puede llegar, con el tiempo, a la caquexia. La fibrosis pulmonar es incurable, aunque puede mejorar algo con los tratamientos médicos y fisioterapéuticos y la oxigenación constante. El trasplante de pulmón, en casos avanzados, es el único tratamiento efectivo. Pero esto está aún por definir.

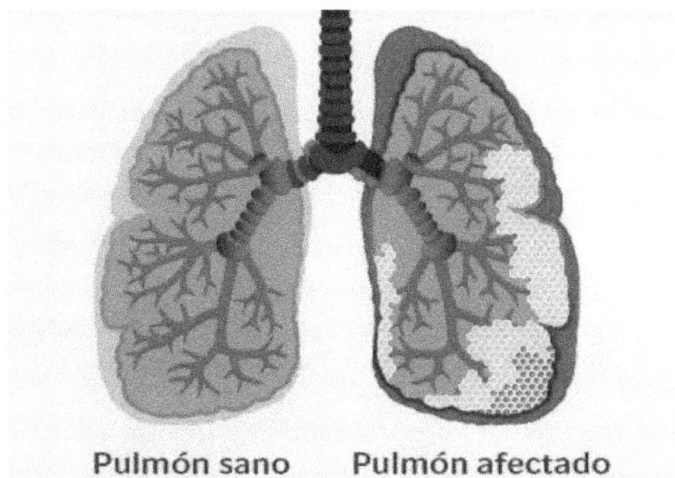

**Pulmón sano          Pulmón afectado**

Los fumadores habituales están mucho más expuestos a esta complicación, dado que ya padecen, quizás aún sin síntomas, de un cierto grado de bronquitis crónica, enfisema y por tanto el inicio de una fibrosis pulmonar.

Mencionamos, solo como dato curioso, que un equipo de investigadores del Instituto Pasteur, en Francia, ha señalado la posibilidad, aún por investigar, de que la nicotina pueda bloquear algunos receptores que utiliza el virus SARS-CoV-2 para entrar en las células pulmonares. Esto ha llevado a una investigación con parches colocados en la piel de profesionales de la salud que tratan directamente pacientes infectados. **Quede claro que no es lo mismo utilizar la nicotina como un preventivo circunstancial (sin los efectos deletéreos del humo) que fumar cigarrillos durante años.**

Otras secuelas orgánicas: renales, cardiovasculares, hepáticas, digestivas, cerebrales, etcétera; es muy probable que se irán viendo y estudiando con el tiempo. Es pronto para definirlas aunque ya hay algunos reportes sobre la función renal disminuida. También hay varios reportes sobre accidentes cardiovasculares (infartos de miocardio, trombosis venosas profundas, accidentes cerebrales) y por lo menos un caso, una persona joven a la que fue necesario amputar una pierna debido a una trombosis arterial, todos en pacientes de Covid-19 previamente sanos.

Las secuelas psicológicas, estamos seguros de ello, no solo afectarán a los que han padecido la enfermedad y sobrevivido sino también a vastos sectores de la población que han sufrido las cuarentenas y más que todo las grandes y evidentes afectaciones económicas de esta pandemia aunque no se hayan enfermado.

El caso de los niños merece un estudio aparte y debe ser enfocado por los especialistas en psicología infantil y educadores.

# Pruebas diagnósticas

Ante un acceso de tos, un ligero malestar o un *rash* cutáneo que pudiera ser alérgico, pero no estamos seguros, cualquier persona se pregunta hoy:
¿Acaso tendré Covid-19?

Una persona sana que ha estado en contacto con otras personas enfermas de Covid-19 o que tuvo que viajar por razones de trabajo a un país extranjero se pregunta hoy:
¿Acaso habré tenido Covid-19 asintomático?

Es perfectamente posible contestar, con un nivel de certeza muy alto, ambas preguntas. Veamos como lo hacemos.

**Caso # 1 ¿Tengo el virus activo en mi cuerpo?**

Para saber eso se utilizan las secreciones respiratorias que pueden contener el virus —exudado nasofaríngeo, esputo, aspirado traqueobronquial— y en ellas se busca e identifica la presencia del ARN viral o de ciertos antígenos que tiene el SARS-CoV-2.

Detectando **la presencia del virus**

Detectando **anticuerpos contra el virus**

Prueba molecular (PCR y otras)

Prueba serológica (ELISA y otras)

1. Se obtiene una muestra a partir de frotis de nariz o de garganta.
2. Si hay virus, se amplifican sus genes.

1. Se obtiene una muestra de sangre.
2. Detecta infecciones activas o recientes (IgM) o superadas (IgG).

### Caso # 2 ¿Tuve alguna vez el virus en mi cuerpo?

En este caso es necesario detectar los anticuerpos, en sangre, plasma o suero, que haya producido la persona al haber estado en contacto alguna vez con el virus.

**Nota**: Se llama **Periodo de Ventana** al tiempo que demora una persona en contacto con el virus en desarrollar anticuerpos. Se estima que ese período tiene un mínimo de entre 5 y 7 días pero con mucha frecuencia puede ser bastante más largo.

Ahondemos un poco en el funcionamiento de las pruebas diagnósticas.

Las pruebas que diagnostican si hay virus SARS-CoV-2 activos en nuestro organismo son de dos tipos (pregunta # 1): 1-Las moleculares = RT-PCR que detectan el material genético del virus activo y las pruebas directas de antígenos que detectan proteínas específicas de la cubierta que envuelve el virus.

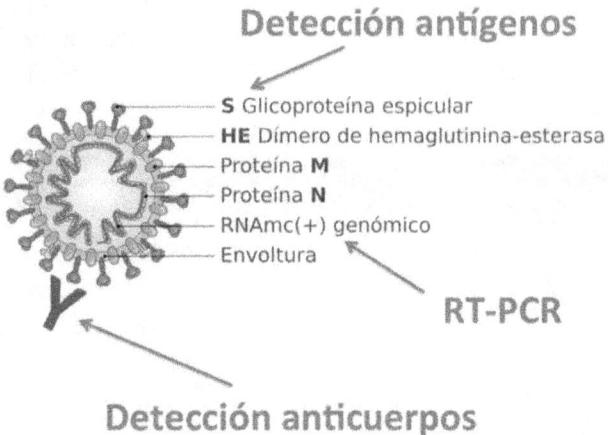

**Detección antígenos**

- **S** Glicoproteína espicular
- **HE** Dímero de hemaglutinina-esterasa
- Proteína **M**
- Proteína **N**
- RNAmc(+) genómico
- Envoltura

**RT-PCR**

**Detección anticuerpos**

Las pruebas de anticuerpos producidos por el sistema inmune (pregunta # 2), como su nombre indica, detectan anticuerpos anti virus SARS-CoV-2 circulantes en la sangre. Debe quedar claro que aún no sabemos —se está investigando— si estos anticuerpos ofrecen una inmunidad eficaz por largo tiempo o no.

Las pruebas no son perfectas. Aunque son extremadamente útiles en el control y seguimiento de casos infectados y de contagiadores potenciales o de personas a salvo, siempre tienen un márgen de error de alrededor de un 5%.

# El enfoque preventivo

Quizás sea este el capítulo más conocido y mejor manejado por los lectores. Todos, ante una pandemia que aún carece de una vacuna efectiva para controlarla y de medicamentos de primera línea para tratarla, estamos empapados de los elementos de la prevención y, habitualmente, los ponemos en práctica con habilidad y disciplina.

Las medidas preventivas tienen dos fundamentos básicos, que no por sabidos, deben dejar de repetirse y de practicarse:

- **Evitar contagiarnos nosotros**
- **Evitar contagiar a otros**

Nos limitaremos entonces a mencionar esas medidas básicas y añadir algún comentario que consideremos oportuno.

→ Lave sus manos a menudo con agua corriente, no demasiado fría ni demasiado caliente, y jabón durante por lo menos 20 segundos. Imprescindible si ha regresado de la calle, tocado a alguien, manipulado objetos cuya procedencia desconoce o antes de merendar, cocinar y comer.

→ Si no puede lavarse las manos utilice una solución alcohólica —*hand sanitizer*— cubriendo todas las superficies de sus manos y frotando una con la otra hasta que estén secas. No se seque en los pantalones o en alguna otra tela o toalla. Arruinaría su efecto. Tenga paciencia.

→ Evite tocar sus ojos, nariz y boca con las manos sin lavar. Sabemos que esto es muy difícil, pero inténtelo. Téngalo en mente pero no se obsesione. Lávese las manos.

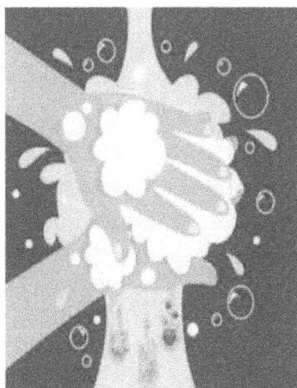

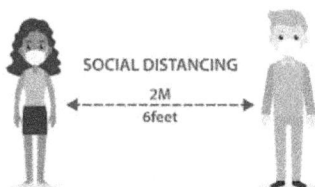

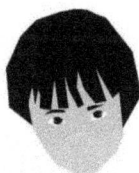

→ Utilizar un protector facial sería otra opción pero, exceptuando determinados trabajos (salud) o salidas, es un adminículo bastante engorroso.

→ No intercambie ni comparta con nadie, ni tan siquiera con los familiares más cercanos, sus objetos de uso personal.

→ Coloque la ropa para lavar en bolsas plásticas.

→ Lave todo lo que utilice y sea lavable. Eso incluye el teléfono celular y los espejuelos. En los salones de operaciones los anestesiólogos y personal quirúrgico suelen colocar sus teléfonos en bolsas plásticas desechables que permiten utilizarlos sin abrirlas. Es una buena idea.

→ Cubra debidamente su nariz y boca cuando tosa o estornude con papel desechable. Lave inmediatamente después sus manos.

→ Mantenga la distancia social. No olvide nunca que no conocemos el número real de personas infectadas, tanto sintomáticas ligeras como asintomáticas.

→ Si está enfermo mantenga el aislamiento en su casa —*home isolation*—. Si puede, manténgase dentro de una «*sick room*», preferiblemente con un baño para usted solo. Si no tiene las condiciones adecuadas esmérese en poner en práctica todas las medidas anteriormente mencionadas.

→ Utilice un cubrebocas o mascarilla cuando salga a la calle, converse o se encuentre en presencia de varias personas. El uso de mascarillas ha sido muy discutido pero es evidente que limita el que sus microgotas (gotículas) de saliva lleguen lejos. Y también limita moderadamente el que las microgotas de otros lleguen hasta sus mucosas. Si está enfermo se hace imprescindible el uso de mascarilla.

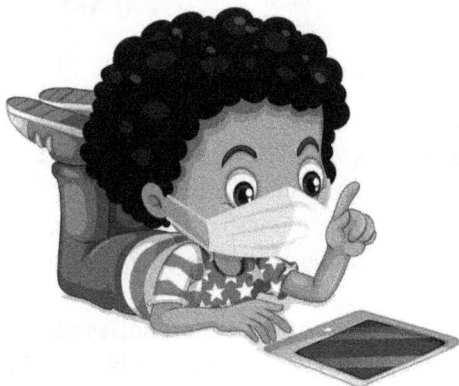

→ No hable gritando ni cante estando cerca de otras personas.

→ Limpie y desinfecte las superficies que toca, y que tocan otros, en su casa, oficina, lugar de trabajo, teléfonos, controles remotos, manillas de puertas, manilla del refrigerador, cafeteras, *toilets*, tabletas, etcétera. El timón y la palanca de cambios de su automóvil no deben ser olvidados.

→ El empleo de guantes es discutible. Para algunas operaciones muy puntuales, por ejemplo, manipular la bomba de gasolina cuando surta su auto los guan-

tes son muy útiles siempre y cuando no toque nada
después con ellos. Pero debe aprender a utilizarlos y
sobre todo no debe tocar su cara, su teléfono, su bi-
lletera, con los guantes. Pocas personas utilizan los
guantes correctamente.

→ Evite el transporte público, las colas, los lugares cerra-
dos y las aglomeraciones de personas todo lo posible.

→ Quédese en su casa todo lo posible si tiene condiciones para ello. Cultive la paciencia aunque sabemos
que eso es a veces muy difícil.

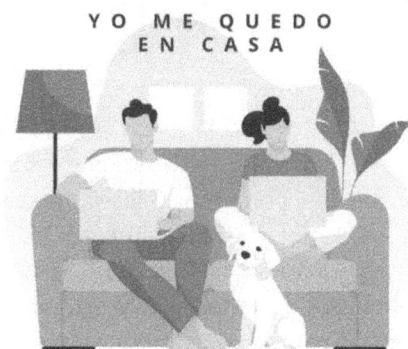

→ Sea socialmente consciente. Hemos visto, por ejemplo, personas desechando sus guantes en el suelo de
un *parking.* Cosas como esa ponen en peligro la vida
de otras personas.

→ Mantenga el contacto con su doctor.

→ No toque ni juegue con sus mascotas exageradamente.

→ Extreme todas estas medidas con los ancianos. Son
las personas que están más en riesgo.

→ Recuerde que los niños también pueden enfermarse.
En realidad aún desconocemos el verdadero papel de
los niños en la propagación del virus SARS-CoV-2.

→ Si tiene problemas con la respiración, dolor u opre-
sión en el pecho, tos seca incoercible, amoratamiento

de los labios y cara (cianosis) o confusión y episodios de pérdida de conciencia llame al 911 de inmediato.

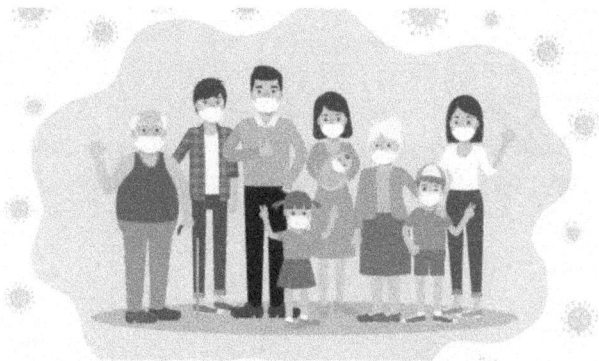

Es muy probable que contemos relativamente pronto con una vacuna, es posible también que se desarrolle algún medicamento para tratar la Covid-19, la inmunidad de rebaño puede llegar a existir (ver nota), pero lo cierto es que no podemos contar con ninguna de esas cosas para protegernos.

**En la confianza está el peligro.**

Nota: «Inmunidad de rebaño» es un concepto epidemiológico que debemos a la veterinaria zoonótica. Es tan simple como esperar que un número suficiente de una población dada —animal y/o humana— se infecte y adquiera anticuerpos inmunizantes para el nuevo virus. De ocurrir eso el virus se encontrará en su recorrido con demasiados callejones sin salida como para poder seguir infectando «blancos susceptibles». El número proporcional que da la «inmunidad de rebaño» (*herd inmunity*) depende del tipo de virus y la especificidad inmunológica de cada población en riesgo.

# Algunos conceptos epidemiológicos útiles

La epidemiología, palabra que literalmente significa ciencia de las epidemias, y sus conceptos son fundamentales en el manejo de las enfermedades infecciosas y los brotes, epidemias y pandemias que ellas pueden provocar.

De hecho muchos de esos conceptos se han convertido, en los últimos meses, en temas obligados de comentarios, noticias, discusiones en la prensa, la televisión, en las reuniones informativas con los políticos y también en las conversaciones comunes de los ciudadanos y amigos. Pocas veces los conceptos de una especialidad médica han pasado a ser del dominio público en tan poco tiempo.

Solo pretendemos glosar aquí algunos de estos conceptos, muy pocos, solo los más comentados o citados y explicarlos de la forma más breve y sencilla posible.

## Aislamiento y cuarentena

Aislar (aislamiento) es separar a una persona o grupo de personas que se sabe, o se cree, están ya infectadas por la enfermedad que produce la pandemia de las personas que se sabe, o se cree, están sanas con el fin de impedir la propagación del virus. La cuarentena es un concepto mucho más amplio.

## Distanciamiento social

Medidas tomadas de persona a persona para evitar la propagación de la enfermedad al permanecer fuera, en lugares públicos, reuniones masivas, etcétera. Las distancias se determinan por las autoridades de salud y pueden variar.

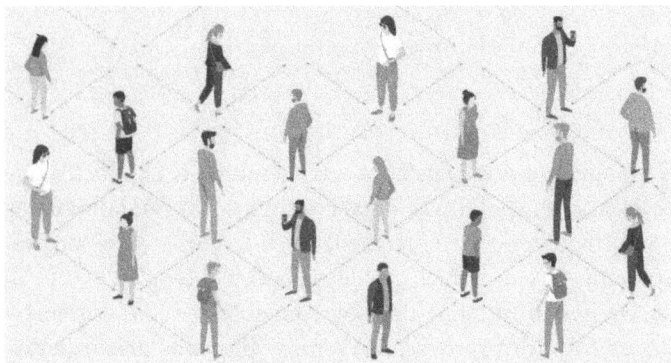

## Curva epidémica o epidemiológica

Es un histograma estadístico que muestra el curso de una epidemia trazando el número de casos —o de curados, o fallecidos, o de pruebas diagnósticas realizadas, etcétera— según el tiempo de aparición. Se ven constantemente en los periódicos y la televisión.

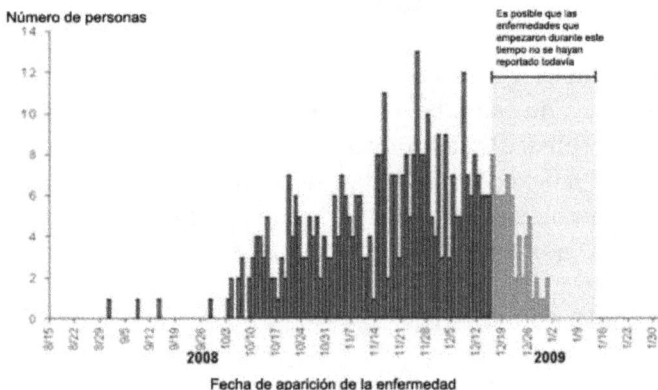

Fecha de aparición de la enfermedad

## Anfitrión susceptible

La próxima persona sana en ser infectada. Si los anfitriones susceptibles se acaban por inmunidad de rebaño, la epidemia desaparece. ¿Pero a que costo?

## Caso

Persona de quien se sospecha, presume o confirma que padece la enfermedad pandémica, incluso en ausencia de síntomas (caso positivo).

## Contacto

Persona que ha estado en contacto con una persona infectada (caso) y por tanto está en riesgo de infección.

## Huésped

Persona o animal vivo que en circunstancias naturales permite el alojamiento y subsistencia de un agente infeccioso.

## Portador

Persona o animal que alberga un agente específico infeccioso sin presentar signos evidentes de enfermedad, al tiempo que constituye una fuente potencial de contagio para otros. El portador puede ser sano, estar en período de incubación o en período de convalecencia.

## Paciente 0 (cero)

Es el primer ser humano infectado por un virus o bacteria (un germen patológico cualquiera) que no es anulado por el sistema inmunológico de esa persona. Ese germen puede transmitirse a otra u otras personas. Localizarlo es importante (no siempre se logra) porque facilita las investigaciones médicas y epidemiológicas.

**Número de reproducción: R0**

Describe la intensidad de una enfermedad infecciosa. El R0 equivale al número de casos, en promedio, que van a ser causados por una persona infectada durante el período de contagio. Es un número potencial.

No es lo mismo el R0 de una persona en cuarentena —R0 = 0— que el R0 de una persona enferma cantando en el coro de una iglesia llena a rebosar de personas; R(centenares). El R0 promedio para el SARS-CoV-2 es de alrededor de 1.5 a 3.5. El R0 depende de la susceptibilidad de la población, la transmisibilidad del virus, las medidas, o no, de aislamiento, y otros.

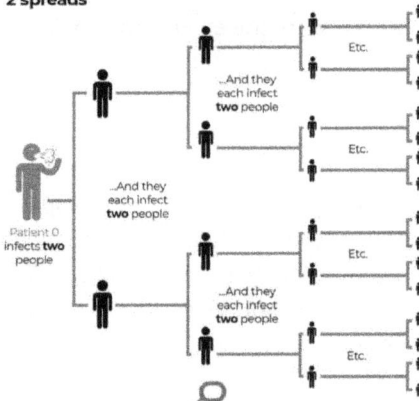

How a virus with a reproduction number (R0) of 2 spreads

## Letalidad

Índice que se utiliza para referirse al número de muertes producida por una determinada enfermedad en relación con el número de individuos afectados por la misma. Todas las enfermedades tienen un grado de letalidad pero en algunas es desproporcionadamente alto. La letalidad del ébola es mucho más alta, por ejemplo, que la del Covid-19 pero a su vez esta es más alta que la del *flu*.

## Transmisibilidad

Es la capacidad de un agente infeccioso para propagarse de un huésped a otro causando enfermedad.

## Aplanar la curva

Aplanar la curva no es más que el acto de retrasar en lo posible los contagios, mediante cuarentenas y otras acciones, para evitar el desbordamiento y colapso de los medios hospitalarios. El aplanamiento de la curva no evita los contagios a largo plazo pero salva vidas al facilitar el tratamiento médico temprano y ayuda a esperar, con menos muertes, la aparición de un tratamiento efectivo y de una vacuna.

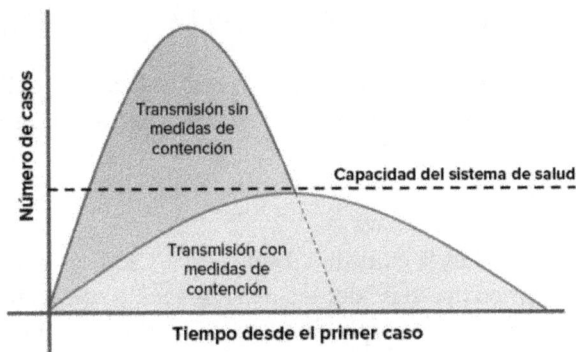

Número de casos

Transmisión sin
medidas de
contención

Capacidad del sistema de salud

Transmisión con
medidas de
contención

Tiempo desde el primer caso

## Casos confirmados

El número de casos que han resultado positivos a las diferentes pruebas diagnósticas de laboratorio. Siempre será un número bajo subregistro porque ningún país puede en realidad detectarlos a todos.

## Casos negativos

Son las personas cuyas pruebas diagnósticas de laboratorio han resultado negativas. Esto no quiere decir que no puedan contagiarse un minuto, días, semanas o meses después.

## Vigilancia epidemiológica
Es la recolección sistemática, continua, oportuna y confiable de información relevante y necesaria sobre las condiciones de salud de la población.

## Contaminación

Presencia de agentes infecciosos vivos en la superficie del cuerpo o en prendas de vestir, zapatos, juguetes, envases u otros objetos inanimados o sustancias como agua, leche o alimentos.

## Equipos de protección personal (EPP)

Son los elementos e indumentarias que utilizan los trabajadores de la salud para protegerse de los agentes infecciosos.

## Carga viral

La carga viral es la cantidad total de virus activos que una persona enferma tiene dentro de sí misma, o sea, en todos los órganos de su cuerpo. Si los mecanismos inmunológicos funcionan adecuadamente la carga viral tiende a ser mayor al inicio de la enfermedad y va decreciendo luego pero eso no es un absoluto. La carga viral se mide en sangre y tejidos corporales mediante métodos directos y proyectivos estadísticos. En la Covid-19 se ha observado que la carga viral crece con la gravedad de la enfermedad. La carga viral explica por qué tantos profesionales de la salud continuamente expuestos se han contagiado de una manera proporcionalmente muy alta. El sistema inmunológico sano está preparado para luchar contra determinadas cantidades de virus patógenos pero cuando esa cantidad se multiplica constantemente debido a los múltiples pacientes que deben manejar estos profesionales durante días y noches y sin casi descanso, su sistema inmunológico comienza a ser rebasado. A eso se añade el enorme estrés, el miedo a contagiar a la familia y otros factores.

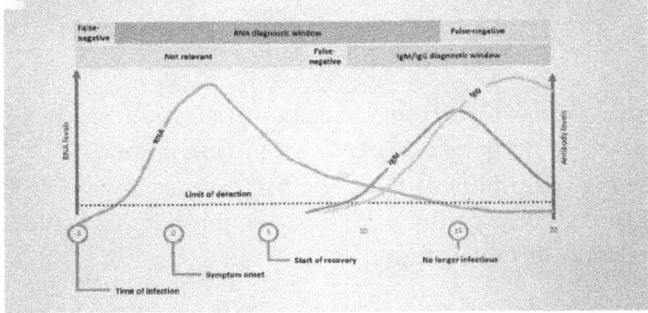

Evolución de la carga viral y cinética inmunitaria

**Caso importado**

Individuo que adquirió la enfermedad fuera del área geográfica estudiada.

## Patogenicidad

Capacidad del agente infeccioso para producir la enfermedad.

## Riesgo

Probabilidad de enfermar y morir por una enfermedad específica.

## Triage

En los servicios de urgencia es un sistema de selección y clasificación de pacientes basado en sus necesidades terapéuticas y los recursos disponibles que consiste en una valoración clínica breve que determina la prioridad con que un paciente será atendido. La razón del aplanamiento de la curva es precisamente evitar por todos los medios tener que recurrir al triage.

## Alta transitoria

Proceso de externación (salida del hospital) de una persona que ya no tiene criterio de hospitalización debido a su mejoría clínica, pero que debe permanecer aislado en su domicilio o lugar indicado hasta contar con los estudios de laboratorio negativos.

## Alta definitiva

El caso anterior cuando varias pruebas diagnósticas repetidas dan negativas y no hay síntomas y signos de enfermedad.

**Factores de riesgo**

Condiciones sociales, genéricas y/o patológicas que incrementan la posibilidad de enfermarse o de que la enfermedad tenga una mayor letalidad. En el caso del Covid-19 se encuentran el tipo de trabajo (personal médico), el envejecimiento, el sexo masculino, la obesidad mórbida, la diabetes mellitus, la hipertensión arterial, las enfermedades respiratorias crónicas, el tabaquismo, la drogadicción, el inmunocomprometimiento, el cáncer y otras.

**Eliminación o erradicación**

Es la fase final de una epidemia o pandemia. Puede ocurrir por eliminación del riesgo —vacunación, inmunidad de rebaño— o por erradicación del virus de forma permanente.

# LA CUARENTENA. UNA VIEJA HISTORIA

Como vivimos ahora, año 2020, en tiempos de pandemia, vivimos también, por tanto, en tiempos de cuarentena. Y por cierto, hablamos de la cuarentena, —o cuarentenas, porque han sido muchas y de duraciones y grados muy variables— probablemente más extensa, casi todos los países que cubren la tierra, y mejor documentada en la historia de la humanidad.

Cuarentena es una palabra que proviene del latín: cuadraginta = «cuatro veces 10», y que luego saltó al italiano de la baja edad media como quaranta giorni = «jornada de cuarenta días». Para algunos viene del francés premoderno hablado en la región de Marsella: quarantaine = «alrededor de cuarenta». Curiosamente, los primeros documentos que hablan de esta forma coercitiva y/o electiva de evitar que posibles enfermos y sanos se mezclen son venecianos (c. siglo XIV) y se refieren a ella como «treintina», o sea, de treinta días de duración.

En el *Pentateuco*, uno de los libros bíblicos más antiguos, recogido hace unos 3400 años atrás, se habla de períodos de aproximadamente cuarenta días para determinar si una persona tenía o no lepra, pero no se le designa a este tiempo con un nombre específico. Fueron los médicos Hipócrates de Cos, siglo V ANE, y más tarde el anatolio nacionalizado romano Galeno, siglo II DNE, los que establecieron claramente el concepto de distanciamiento del sano para evitar enfermarse y de alejamiento del enfermo para evitar que contagie al sano, justamente lo que buscamos hoy con toda cuarentena. *«Cito, longe, tarde»* recomendaba Galeno, lo que puede traducirse libremente como «Vete rápido, vete lejos y demórate en el regreso».

El griego Tucídides describe por primera vez, con la seriedad y precisión del buen historiador, una gran epidemia; la denominada «Plaga de Atenas» del año 430 ANE, que quizás, aunque no estamos seguros, fue un brote incontrolado de fiebre tifoidea, Con el contraproducente aislamiento dentro de las murallas de la ciudad, por entonces en guerra con Esparta (Guerras del Peloponeso), la enfermedad se ensaña con los atenienses, Pericles, líder político y militar de la ciudad estado muere, junto a casi la mitad de la población, y deja a Atenas indefensa frente a sus enemigos. Ni que decir que los atenienses perdieron esa guerra y con ella su predominio militar y económico peninsular por mucho tiempo.

La llamada «Pandemia de Justiniano», por el Emperador Justiniano I de Constantinopla, duró oficialmente del 541 al 543 de NE. Pero con remisiones y largos períodos de muy baja actividad patógena la epidemia de peste se extendió, en realidad, hasta el año 750 de NE. Más de doscientos años, algo difícil de creer. Se enfoca por las distintas escuelas epidemiológicas como una sola epidemia larga o muchas más pequeñas —letales todas— más o menos cortas. Se calcula que la población de lo que denominamos ahora Medio Oriente y la de Europa disminuyeron su número entre un 25 y un 40%. Las cuarentenas que se decretaron con más o menos rigor no fueron, en verdad, de gran utilidad práctica.

Quien coloca y matiza ficcionalmente las cuarentenas en la gran literatura mundial es el gran escritor florentino Giovanni Boccaccio (1313-1375), que describe en su libro *El Decamerón* la huida a una villa aislada en el campo de diez jóvenes, siete mujeres y tres hombres, todos miembros de la élite de la ciudad de Florencia para escapar de la epidemia de peste bubónica del año 1348. Este brote florentino, parte de la gran pandemia euroasiática conocida como «Peste Negra», pandemia que asoló al mundo conocido entre los años 1347 y 1353, causó una enorme mortandad en la ciudad de Florencia y las villas vecinas —40-60% de sus habitantes fallecieron de peste— y se le conoció históricamente allí como «La gran plaga».

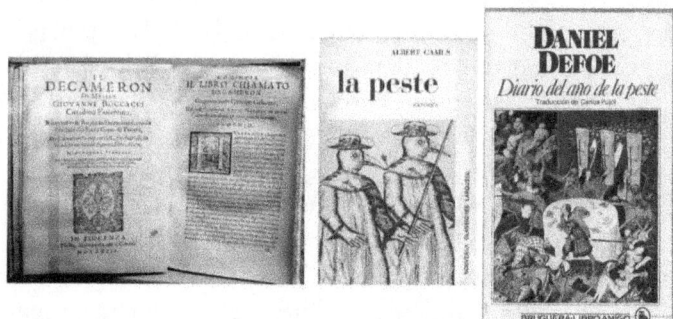

Siguiendo al precursor Boccaccio, un verdadero innovador de la escritura creativa, comenzó a crecer la literatura sobre pestes y cuarentenas: *Diario del año de la peste* (1722) del inglés Daniel Defoe, *Los novios* (1827) del italiano Alessandro Manzoni, *El último hombre* (1826) de la inglesa Mary Shelley, *La peste escarlata* (1912) escrita por el norteamericano Jack London, *La peste* (1947) del francoargelino y Premio Nobel de Literatura Albert Camus, *Ensayo sobre la ceguera* (1995) del también Premio Nobel portugués José Saramago, *Némesis* (2010) del norteamericano Philip Roth y un muy largo y nutrido etcétera.

El cine, con una historia bastante más corta que la literatura, ha hecho aportes muy interesantes a este tema. Mencionaremos, entre muchas otras cintas, dos que creemos muy interesantes y sobre todo de una gran actualidad anticipativa: *Outbreak* (*Epidemia*) (1995) del director alemán Wolfgang Petersen y *Contagion* (2012), dirigida por el norteamericano Steven Soderbergh.

¿Cuántos buenos libros, películas y series televisivas —y quizás no tan buenas— vendrán después de la inédita experiencia de la Covid-19?

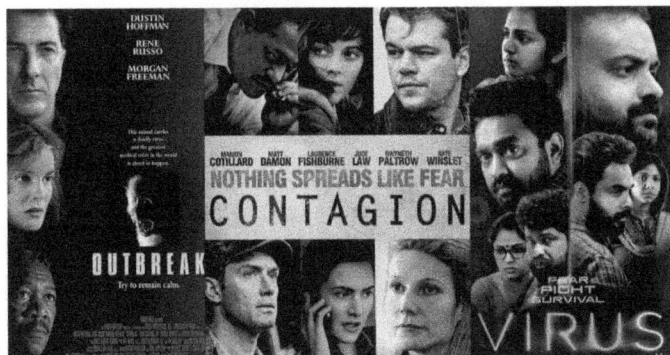

Dos temas, que solo mencionaremos de pasada por no ajustarse a la línea informativa de este opúsculo, se estudian y se discuten actualmente con mucho calor en el análisis de las cuarentenas:

1. La posible utilización de las mismas con fines políticos y de control de masas por parte de algunas instituciones y gobiernos.

2. Y las tremendas repercusiones económicas que las mismas tienen. Repercusiones que se magnifican en sociedades altamente interconectadas como las que conforman nuestro mundo globalizado.

Es importante señalar que a pesar del tradicional e inevitable desconocimiento de los agentes infecciosos, virus, bacterias y hongos patógenos y de las formas de transmisión y contagio que prevaleció hasta finales del siglo XIX y principios del XX, la humanidad siempre tuvo la intuición de que alejarse de las ciudades y aislarse del contacto humano estrecho salvaba vidas y de cierta manera acercaba el anhelado momento de atenuación y final desaparición de la epidemia. Dicho de otra manera: la cuarentena fue, y sigue siendo, un arma de defensa humana contra los brotes infecciosos, epidemias y pandemias desde tiempos inmemoriales.

Y no vislumbramos su obsolescencia.

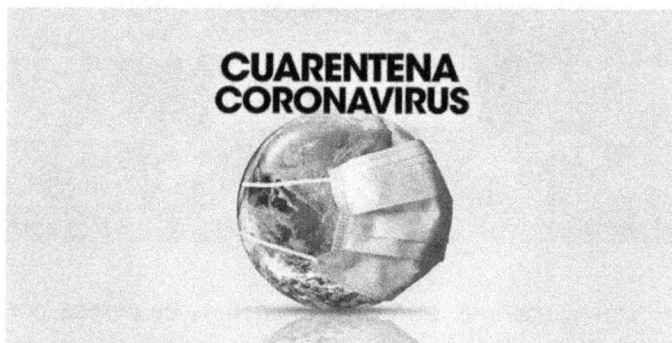

# ANIMALES Y HOMBRES. LAS ZOONOSIS

Zoonosis es una palabra compuesta que viene de dos raíces griegas antiguas: *Zoon* = animal y *noosis* = enfermedad. Aunque su ámbito de estudio pudiera ser mayor las zoonosis se refieren específicamente a las enfermedades infecciosas, producidas por virus, bacterias, priones, hongos y algunos parásitos, que se transmiten de forma no intencionada, o sea, naturalmente, de los animales vertebrados al hombre y del hombre a los animales vertebrados.

En estricto sentido académico las zoonosis se dividen en:

**Zooantroponosis = Contagio de animal a hombre**

**Antropozoonosis = Contagio de hombre a animal**

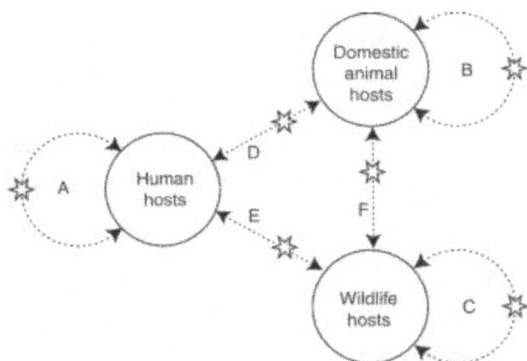

El establecer la relación simbiótica entre seres humanos y animales vertebrados tiene solo el propósito de facilitar el estudio y establecer límites organizativos. Claro que un mosquito es un animal y si nos transmite la malaria o la fiebre amarilla está actuando como un agente zooantroponótico. Pero en la práctica, y teniendo en cuenta que son muchas las enfermedades infectocontagiosas cuyos reservorios y transmisores son animales no vertebrados, se han incluido estas en otras especialidades científicas.

En la práctica diaria el médico se ocupa del hombre que ha sido infectado por un animal y el veterinario del animal que ha sido infectado por un hombre pero la interacción y colaboración entre ambas ramas de la ciencia y la estrecha asociación con microbiólogos, epidemiólogos, farmacólogos y otros muchos especialistas han hecho avanzar estos estudios extraordinariamente en los últimos cien años. Existen especialistas en zoonosis producidas por animales salvajes, otros se dedican a las producidas por animales de criaderos —ganado bovino, porcino, aviar, etcétera— y algunos también a los *pets* o animales de compañía.

Las zoonosis se clasifican en:

**Directas:** Las enfermedades se transmiten de una especie animal al humano o viceversa sin que medien intermediarios.

**Indirectas:** Las enfermedades se transmiten de una especie animal al humano o viceversa pero mediando un vector o agente transmisor.

Una de las últimas enfermedades que se ha unido a la muy larga lista de condiciones zoonóticas es la encefalitis espongiforme bovina (enfermedad de las vacas locas). Producida por un prion (un agente molecular no viral ni bacteriano), pasa del cerebro del ganado bovino al cerebro humano cuando se consume el primero como manjar. Como anécdota un poco macabra dejamos constancia de que existen pruebas de transmisión de cerebro humano a cerebro humano por consumo antropofágico.

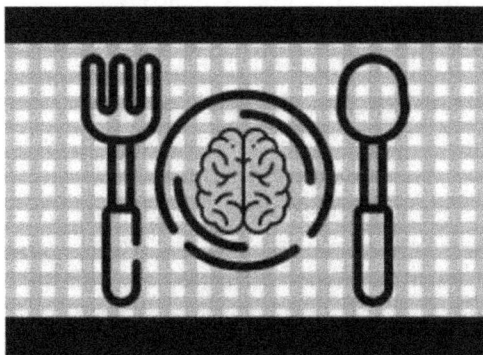

Pues bien, y volviendo al tema que nos ocupa. La enfermedad Covid-19 que estudiamos en este opúsculo es también una zoonosis y desde ese ángulo la veremos a continuación.

**¿De dónde viene entonces el SARS-CoV-2?**

Es una pregunta de mucha importancia científica que lamentablemente, como a veces ocurre, ha sido politizada y teñida de matices que oscurecen y dificultan la investigación. Pero intentemos, al nivel que nos permite lo poco que el breve tiempo y otras prioridades más urgentes han dejado, contestarla, aunque parcialmente, de una manera racional.

Dejando de lado teorías conspirativas —fabricaciones virales en laboratorios y cosas así— que no han podido ser probadas podemos afirmar que el SARS-CoV-2 es de origen animal. Es por tanto una zoonosis, o mejor, una zooantroponosis que aún no ha podido ser ubicada en su origen con absoluta certeza aunque sí hay sospechas de fuentes originarias muy fundadas, pendientes de procesos biológicos de identificación por etapas plagados de dificultades, algo que no resulta para nada extraño en las enfermedades infecciosas de reciente aparición.

La historia comienza más o menos así.

El día 30 de diciembre del año 2019, a las 7pm, hora de cierre, arribó al laboratorio de la viróloga Shi Zhengli, en el «The Wuhan Center for Disease Control and Prevention» la muestra de esputo de un paciente hospitalizado con una neumonía y en estado grave. Conociendo que ya existían varios casos semejantes, la doctora Zhengli y sus ayudantes trabajan toda la noche y determinan que están en presencia de un nuevo agente etiológico infeccioso que les resulta algo familiar pues resulta ser ni más ni menos que un coronavirus.

Un nuevo coronavirus pero al fin y al cabo un coronavirus semejante, pero no idéntico genéticamente al SARS-CoV encontrado en el año 2003 en ese y otros laboratorios de referencia internacional. En los siguientes días al SARS-CoV del 2003 se le añade el número 1 y adquiere identidad propia el nuevo —nuevo para los investigadores aunque probablemente viejo en la naturaleza— SARS-CoV-2. Lo que sucede en el mundo entero a continuación, el avance como un fuego en la pradera del nuevo virus, ya pertenece a la historia.

Pero… ¿de dónde, de que animal proviene ese «nuevo» coronavirus?

Teniendo en cuenta que los primeros casos tuvieron alguna relación con el mercado de animales salvajes de la ciudad de Wuhan —esto no ha sido completamente probado— la sospecha va irremediablemente hacia los murciélagos, conocidos reservorios de coronavirus de los cuales China cuenta, sobre todo en sus abundantes cavernas, con centenares de especies. Está, además probado que los murciélagos, debido a ciertas características flexibles de su sistema inmunológico que les permite no enfermarse, aunque tengan grandes cargas virales, son portadores del virus Hendra, el Nipah, el de la fiebre de Marburg, el SARS-CoV-1, el MERS-CoV, el Ébola y quizás unos cuántos más.

Pero ocurre que en el mes de diciembre los murciélagos chinos suelen invernar y por tanto no se consumen como plato exótico, o se consumen mucho menos que en el verano. Por los múltiples estudios de correlación genética que se han hecho a marchas forzadas se confirma y queda claro que los murciélagos —muchas especies de ellos, no todas necesariamente— son reservorios naturales de los coronavirus pero hay fuertes indicios de que existen animales intermediarios entre el murciélago y el hombre.

¿Cuáles son esos animales?

Pueden ser muchos pero las sospechas, aunque se ha hablado de serpientes, que también se consumen en los mercados exóticos, recáen sobre dos de ellos con mucha mayor fuerza. Esos animales son el pangolín malayo y las civetas.

El pangolín malayo (Manis pentadactyla): Un mamífero polidoto, bastante pequeño —un metro de largo como máximo—, cubierto por escamas duras, comedor de hormigas e incapaz de masticar y por tanto chupa las hormigas con la lengua, que vive solo o en parejas y al que nunca se le había prestado mucha atención hasta que se descubrió en Asia que su carne era exquisita, sobre todo para el paladar asiático.

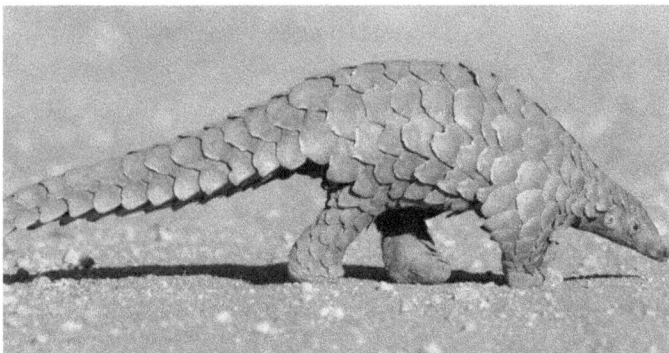

Civetas y ginetas (familia viverridae): Mamiferos omnívoros pequeños —de entre 50 y 70 cms. de largo— relativamente parecidos a los gatos y que se encuentran fácilmente en Asia, Africa y Norteamérica. Son de hábitos generalmente nocturnos y se les aprecia por su piel y sobre todo por unas glándulas que poseen alrededor del ano que producen una sustancia oleosa, la algalia, de importancia en la industria de perfumes. También se les apresa para obligarlos a comer los granos de un tipo de café muy apreciado por los baristas gourmet que luego expulsan en las heces fecales modificando su sabor.

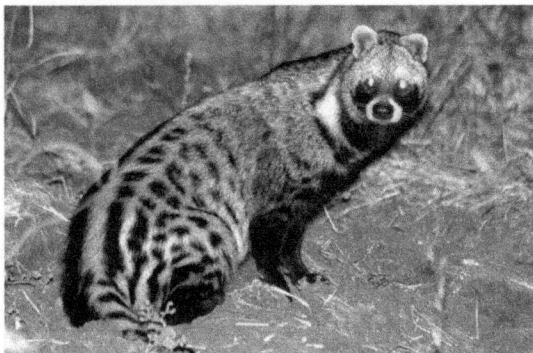

Muchos otros animales, sobre todo los que se consumen en la dieta humana, deben ser investigados, eso es vital para el manejo futuro de la transmisión de los coronavirus al ser humano. Y no olvidemos, aunque eso atente contra nuestro siempre presente ego, que el ser humano —transmisión de persona a persona— también es un animal intermediario en la transmisión de estos virus.

Por último debemos señalar que la deforestación rampante que puede verse claramente en territorios como la Amazonia, los desastres derivados del cambio climático, la desertificación, el avance urbanístico que no respeta bosques ni tierras tradicionalmente vírgenes, la búsqueda consumista de «nuevos alimentos», el cambio constante del paisaje mediante nuevas vías de comunicación, aeropuertos y otras obras de ingeniería, la minería ilegal, la prospección petrolera y otros factores que conforman el constante e incrementado irrespeto a la naturaleza hacen mucho más probable el contacto entre especies salvajes y el ser humano, lo que incrementará irremisiblemente la aparición de nuevas virosis procedentes de animales portadores de los que antes no teníamos ni noticia

Como dice el Prof. Ralph Baric de la University of North Carolina at Chapel Hill: «*Constant mixing of different viruses creates a great opportunity for dangerous new pathogens to emerge*».

## El heroico personal que enfrenta la pandemia

Lo hemos sabido desde siempre, lo hemos sentido todo el tiempo, pero seguramente necesitábamos un golpe como el de esta pandemia de Covid-19 que nos azota para que se hiciera evidente, obvio, y poder expresarlo abiertamente sin temor a equivocarnos. Sin los doctores de asistencia directa, sin las enfermeras y enfermeros, sin el personal de mantenimiento de los hospitales y sin los que trabajan la sanidad en las calles, desinfectan espacios y mercancías y buscan contactos, sin los científicos que estudian virus y vacunas contra reloj, en fin, sin los que se acercan peligrosamente a un virus mortal para vencerlo como sea, no seríamos nada, absolutamente nada.

Podríamos hablar aquí extensamente del «*burnout*», esa condición o síndrome que está afectando ya alrededor del 50% del personal médico que ha tenido que lidiar con la pandemia y que se caracteriza por depresión, sensación de pérdidas de fuerzas físicas y mentales, un toque de cinismo y una destructiva e injusta convicción de ineficacia profesional.

O hablar de las crecidísimas, y crecientes, estadísticas de morbilidad y mortalidad por Covid-19 de ese mismo personal, del muy fundado temor al DPT (*Distrés post traumático*) que muchos saben puede venir después, cuando la mayoría crea que todo ya ha pasado. O el suicidio, del que ya se han reportado casos. O del terror permanente a contagiar a sus compañeros y sus familias; e incluso del injusto rechazo de algunos, vecinos, supuestos amigos al acercarse a ellos por el miedo irracional (o lamentablemente no tanto) al contagio.

Se puede escribir no un capítulo sino, todo un libro sobre eso. Y se escribirán muchos. Pero mejor ahora, creo que es más positivo en este momento, repasar muy brevemente la historia de la enfermería, son muchos y no siempre ganan lo que deben, para darle cuerpo y profundidad a todo este complejo grupo humano.

Veamos.

Apolo, hijo de Zeus y de Leto, dios del sol, de la lógica, de la música y también de la salud como buen curandero que era, y su hijo Esculapio, sanador y médico por excelencia, tenían ayudantes mortales, y esos humanos que socorrían a otros humanos en desgracia fueron los primeros enfermeros. Epígona, la que reconforta, mujer de Esculapio, fue la primera enfermera que conocemos por su nombre. Pero esta familia de dioses y semidioses era muy pródiga. Tuvieron cinco hijas: Higea, diosa de la salud, Panacea, restauradora de la salud, el bienestar físico y las hierbas que lo curan todo, Aegle, diosa de la luz del sol, que es luz de vida, Meditrina, conservadora de la fuerza y energía física e Iaso, que personificaba la recuperación de la enfermedad. Bien mirado, todas eran enfermeras, pero por alguna razón Meditrina ha quedado como diosa protectora de la enfermería. Y si hemos de creer a la mitología, todo parece indicar que en Apolo y su familia comienza esta historia que está muy lejos de concluir.

A los hospitales militares romanos se les denominaba valetudinarias y contaban desde sus inicios con ayudantes médicos llamados nosocomis. Esos fueron los primeros enfermeros reconocidos como tales. Los parabolinis fueron un poco más allá en el riesgo; eran los que se ponían directamente en contacto con los pacientes altamente contagiosos.

El cristianismo trajo un concepto nuevo: «No ser cuidado sino cuidar». Febe (60 NE) es la primera diaconisa reconocida como tal y por tanto la primera enfermera titulada. Fabiola, mujer romana piadosa y de gran fortuna, fundó el primer hospital y le llamó nosocomiun. Fabiola, que fue la primera enfermera jefa, también diferenció muy claramente entre pobres y enfermos, algo que no se entendía bien entonces. ¿Y es que acaso ser pobre y sin recursos no es una manera de estar enfermo? Santa Fabiola, Santa Paula y Santa Maricela fueron las primeras enfermeras elevadas a los altares.

San Benito, ya en la Edad Media, fundó los primeros monasterios hospitales y en ellos los monjes benedictinos eran los enfermeros. El Hotel Dieu de París (650 NE) fue el primer hospital que contó con enfermeras licenciadas, que fueron las monjas agustinas. Se les conoció como «hermanas enfermeras». La alemana Hildegarda de Bingen (siglo XII) fue, cosa curiosa, médico y enfermera al mismo tiempo. O por lo menos eso afirmaba ella. Los caballeros hospitalarios del siglo XIII crearon el concepto de ambulancia y ambulanciero para recoger y transportar a lugar seguro a heridos y enfermos, para luego ser adecuadamente atendidos. La Cruz Roja actual los reconoce como su fuente inspiradora. San juan de Dios y San Camilo de Lellis, dos caballeros enfermeros, son hoy los santos patrones de la Cruz Roja.

La cofia de las enfermeras actuales, cada vez menos utilizada por razones prácticas, tiene una historia muy interesante que rebasa, por su extensión, este espacio pero mencionaremos que la Cruz de Malta está en su origen.

Y abreviando mucho llegamos a las instituciones y figuras que han constituido el referente directo de la enfermería tal y como la conocemos actualmente: El instituto de Diaconisas de Kaiserwerth (1836), la inglesa Florence Nightingale (1820-1910), seguramente la enfermera más conocida internacionalmente, primera enfermera militar y creadora, entre otras muchas cosas, del concepto de pabellones hospitalarios y de la primera escuela de enfermería en el St. Thoma's Hospital en 1860. La también británica Betsi Cadwaladr (1789-1860), la jamaicana Mary Jane Seacole (1805-1881) y la norteamericana Mary Eliza Mahoney.

O la suiza Claire Bertschinger, la norteamericana Clara Barton, la rusa Irene Sendler, la colombiana Elvira Dávila Ortiz y hasta el gran poeta norteamericano Walt Whitman, del que casi siempre se olvida que fue enfermero, y miles y miles más entre los que debemos contar, por supuesto, y exaltar con orgullo, a los que han luchado y luchan sin descanso por salvar vidas y restituirlas a la salud en el curso de esta feroz pandemia de Covid-19.

Terminemos con este adagio popular anónimo que dice: «Si salvas una vida eres un héroe, si salvas cien eres una enfermera/o».

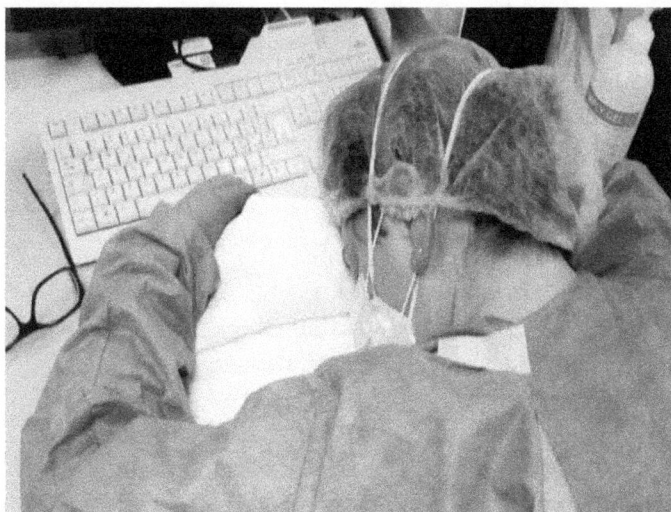

# El futuro

¿Qué nos depara el futuro?

Dice un viejo adagio de los historiadores y politólogos que el futuro siempre será completamente diferente al que han pronosticado los analistas. Eso pudiera aplicarse, hasta cierto punto, a esta pandemia. Pero como ahora, a diferencia de las cosas únicamente políticas y económicas, está implicada con fuerza la ciencia es muy posible que podamos atisbar hacia el futuro cercano con un poco más de certezas.

Adelante entonces.

Sabemos, más o menos, como comenzó la epidemia de Covid-19: Un «*strain*» de coronavirus con suerte salta de un murciélago a un intermediario animal —o directamente al hombre, que no estamos del todo seguros de lo anterior—, contagia al paciente 0, del que no sabemos nada o en todo caso muy poco, y comienza un fulgurante e incendiario camino que lo lleva, mutaciones, cruceros turísticos, barcos de guerra y líneas aéreas mediante, a colocar a la raza humana en una situación de la que las tres últimas generaciones no tenían precedentes.

Ahora, con seis tormentosos meses de experiencia, nos encontramos frente al hecho de que dependemos inexorablemente de dos incógnitas que no podemos obviar:

•   ¿Qué sucederá con la evolución del SARS-CoV-2?: ¿Mutará para mejor, mutará para peor, no mutará?

- ¿Qué seremos capaces de hacer nosotros, los humanos, como personas y sobre todo como sociedad, una sociedad no siempre tan unida ni racional como todos decimos que quisiéramos que fuéramos?

En este punto de inflexión tenemos, no queda de otra, que remitirnos a lo que ya sabemos, o sea, a la historia. Y la historia nos cuenta que las pandemias siempre han terminado por agotarse en sí mismas, sea por mutaciones sucesivas que han hecho perder fuerza al germen, sea por el arribo de los distintos grupos humanos a la inmunidad de rebaño, sea porque se han encontrado vacunas, medicamentos efectivos o vectores que controlar, como en los casos de la viruela (vacuna), del SIDA (medicamentos) o de la fiebre amarilla (vectores). Y no hay razón para que en el futuro, un futuro cercano o un poco más distante no ocurra algo de eso. Para decirlo de otra manera: dependemos a corto y medio plazo de factores biológicos por un lado y de factores socioeconómicos por el otro.

Y claro, si volvemos a la historia, comprendemos que los factores biológicos tienen su tiempo, un tiempo que no siempre satisface nuestros urgentes deseos de que todo acabe. Y sabemos también que los factores económicos y sociales suelen demorarse aún más. Tanto es así, por poner un par de ejemplos, que ninguna vacuna realmente efectiva se ha logrado obtener nunca en menos de cinco años y que la concesión de fondos gubernamentales para el sector de la ciencia va siempre a paso de tortuga.

Pero dicen que siempre hay una primera vez, ¿no?

El caso de la denominada gripe española, a cien años de distancia, es muy ilustrativo. Después de tres oleadas bien definidas en dos años (1918-1920) y alrededor de 1000 millones de contagiados y entre 50 y 100 millones de muertes, se logró la inmunidad de rebaño y el virus, el denominado por los virólogos A H1N1 se atenuó y pasó a ser un virus circulante mucho menos agresivo hasta su casi total desaparición alrededor de 30 años después, algo que sabemos por estudios genéticos y epidemiológicos muy posteriores.

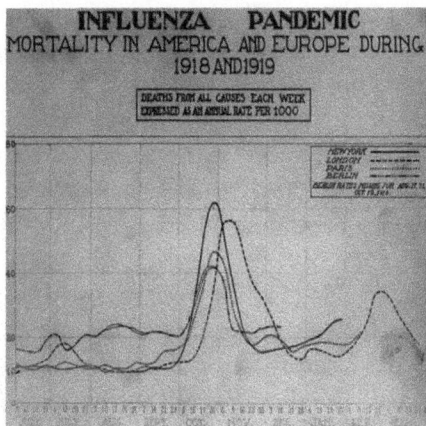

Pudiera alegarse que todo esto pasó hace mucho tiempo y que la medicina no tenía los adelantos que posee la medicina de ahora. Es posible, pero... ahora tampoco tenemos una vacuna ni un medicamento milagroso y viajamos, comerciamos y nos movemos por el planeta muchísimo más que en los años veinte.

Y el otro factor, importantísimo, a tener en cuenta es que las cuarentenas dañan la economía y mientras más largas son esas cuarentenas el daño económico llega a ser de tal magnitud que amenaza con destruir la estructura económica del planeta. Resulta ser, en verdad, una contradicción malévola, pero es inevitable y no queda más remedio que acostumbrarse a convivir con este virus —ojalá y no con otros— por lo menos por un tiempo.

Incluso contando con una vacuna eficaz para el SARS-CoV-2 es posible que tengamos que acostumbrarnos a periódicos brotes de aparición del mismo. ¿Por qué? Porque el planeta tiene 8000 millones de habitantes y vacunarlos a todos es una tarea de años. Porque no podemos asegurar hoy que la vacuna va a tener la gran eficacia que tiene la vacuna de la viruela o la poca eficacia —anual— que tiene la vacuna del *flu*. Porque dependemos de las mutaciones virales aleatorias, rápidas o lentas, etcétera.

Lo ideal, es la opinión de este autor, es que pudiéramos contar con un medicamento tan eficaz para eliminar el SARS-CoV-2 como lo fue la penicilina en su tiempo para tratar la sífilis. Pero ese ideal también está, de estar, eventualmente en el futuro.

La biofísica española Clara Prats, especialista en modelos matemáticos de prevención de pandemias dice:

> El Covid-19 ha sido un tsunami y el final de la tormenta todavía está lejos; cuando esta primera ola se calme, lo que esperamos es un mar rizado con una cola larga de pequeños rebrotes de nuevos casos. Ese es el futuro que prevemos.

Y quedarían por analizar los grandes cambios sociales que todos pensamos ocurrirán aunque no podamos estar seguros: Volveremos a sentirnos cómodos en un stadium junto a 75,000 personas, viajaremos en avión como antes, se llenarán de jubilosos turistas nuevamente los inmensos cruceros, nos daremos otra vez las manos al saludarnos, abrazaremos alguna vez a nuestros amigos del alma para felicitarlos por el nuevo vástago, desaparecerán las personas con cubrebocas de los grandes almacenes, sobrevivirán esos mismos grandes almacenes, proliferarán nuevamente los «*homes*» para ancianos, desaparecerá el dinero en efectivo, decaerá la prostitución, llenaremos hasta los topes Times Square como tantas veces hemos hecho, se efectuarán banquetes de bodas otra vez, subiremos a un piso 80 en un elevador quince personas juntas, celebraremos todos los compañeros de la empresa juntos los viernes sociales, volverán los velatorios multitudinarios en las funerarias, se implantará definitivamente la costumbre de la visita médica vía internet, se llenará los parvularios alguna vez, volverán los oficinistas a sus oficinas, se estudiará en un aula como antes, en fin, volverá a ser el mundo tal y como lo conocimos hasta hace... seis meses.

No sabemos. Y el futuro generalmente se va construyendo no por predicciones sino sin saber a derechas cómo.

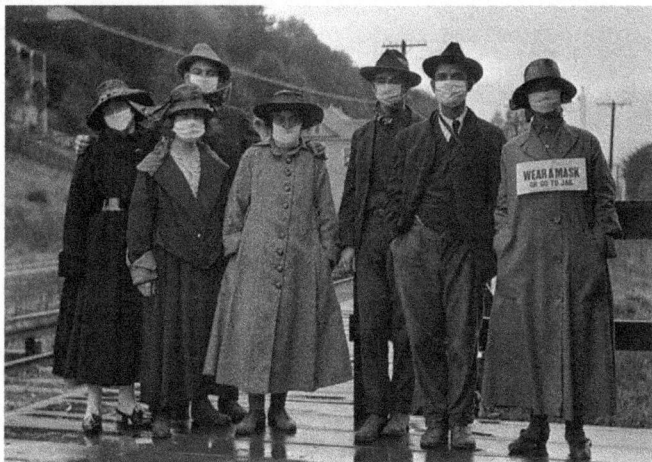

# ALGUNAS LECTURAS INTERESANTES

La información científica actualizada que contiene este libro se ha obtenido de más de 150 artículos de investigación clínica y básica publicado en revistas internacionales, conversaciones e intercambios con profesionales médicos que tratan directamente pacientes de Covid-19 y entrevistas a pacientes y familiares de estos enfermos. Teniendo en cuenta que se trata de un libro de divulgación científica hemos decidido no incorporar ese extenso volumen de citas bibliográficas en estas páginas. No obstante, todas esas citas están a disposición del que las solicite en: felixfojo@gmail.com

* *Galenus*. Revista para los médicos de Puerto Rico. Vol 8 / año 13 / número 2 (2020). Casi todo el número está dedicado a la pandemia de SARS CoV-2 y puede leerse, en papel o internet, con mucho provecho.

* *Virus. Ni vivos ni muertos*. Prof. José Antonio López. Colección Divulgación Científica. Guadalmazán. Barcelona. 2018. Un libro verdaderamente interesante que instruye sin ser cargante.

* *Virus y pandemias*. Ignacio López-Goñi. Sello Editorial Naukas. España. 2016. Aunque no alcanza al Covid-19 resulta muy instructivo y nos ayuda a entender lo que está ocurriendo ahora.

* *El origen de las vacunas.* BBVA Openmind:

* *MayoClinic.org.* Un *blog* muy documentado.

* *El jinete pálido. 1918, la epidemia que cambió el mundo.* Laura Spinney. Editorial Crítica. Colección Tiempo de Historia. 2020. Probablemente el mejor y más ameno libro de divulgación sobre la pandemia de la llamada Gripe Española.

* *Las grandes epidemias modernas.* Salvador Macip. Editorial Destino. Mayo 2020. Un libro tan nuevo que llega incluso al Covid-19. Muy interesante.

* *Historia de las vacunas.* HealthyChildren.prg.

* *Breve historia de la Medicina.* Prof. Pedro Gargantilla Madera. Ediciones Nawtilus SL. 2011. Un librito que puede leerse de un tirón pero nos ilustra sobre muchos de estos temas.

* *Spillover. Animal infections and the next human pandemic.* David Quannmen. W.W. Norton. New York. 2013. No conocemos traducción al español. Un magnífico y muy bien escrito libro que asusta un poco.

* *Historia de la guerra del Peloponeso.* Tucídides. Editorial Gredos. Madrid. 1990. Leer a los clásicos nos da, en ocasiones, una visión más amplia y fresca del mundo.

* *Ante todo no hagas daño.* Henry Marsh. Salamandra. 2018. No tiene que ver con la Covid-19 pero es un soberbio libro para entender a los médicos y sus problemas.

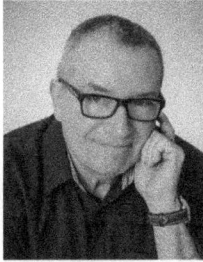

**A C E R C A  D E L  A U T O R**

**Dr. Félix J. Fojo**
La Habana, Cuba

RESIDE: Puerto Rico

Es médico, divulgador científico y un apasoniado de la historia. Exprofesor de la Cátedra de Cirugía de la Universidad de La Habana. Es editor de la revista *Galenus*.

Entre sus libros publicados: *Caos, leyes raras y otras historias de la Ciencia* (Ed. Palibrio); *De Venus Botero* (Ed. Unos&Otros); *De médicos, poetas, locos.. y otros* (Ed. Palibrio); *No preguntes por ellos; Las reglas del juego* y *De qué murio...* (Ed. Unos&Otros), y *La misteriosa muerte de Catalina Lasa* (Ed. Unos&Otros).

# Catalina Lasa

La extraña dolencia que consume a la bella cubana Catalina Lasa perturba la tranquilidad y el sueño del doctor Domínguez Roldán. Entre los últimos médicos, llamados a la cabecera de la enferma en su casa de París, acude Roldán sin dilaciones, intrigado por la rareza del padecimiento que la aqueja y por el halo de leyendas que reviste la existencia apasionante, escandalosa y trágica de esta mujer adelantada a su tiempo. Pero los desvelos y el tesón científico del galeno fracasarán en su intento por descubrir y detener el mal e impugnar el mito que atribuye a hechizos y brujería el quebranto físico y la inevitable muerte de la otrora espléndida dama. Se enfrenta entonces, tras el triste deceso, a un nuevo dilema, inesperado y no menos inquietante.

Al recrear con profusión de imágenes y apuntes descriptivos los contextos históricos, sociopolíticos y culturales de la Cuba de las luchas independentistas y de la Francia de entreguerras; los ambientes familiares, las costumbres, el hablar y el gracejo de la época, el autor logra una visión plena y fluida del escenario en que crecieron los protagonistas de esta fascinante historia, enteipado por un enigma que permanece impenetrable en nuestros días.

UNOSOTROS

---

La misteriosa muerte de Catalina Lasa

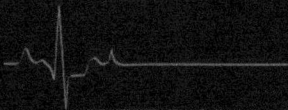

---

# LA MISTERIOSA MUERTE DE CATALINA LASA

FASCINANTE HISTORIA, ESTAMPADA POR UN ENIGMA
QUE PERMANECE IMPENETRABLE EN NUESTROS DÍAS

UNOSOTROS
NARRATIVA

FELIX FOJO

# Otros títulos del autor

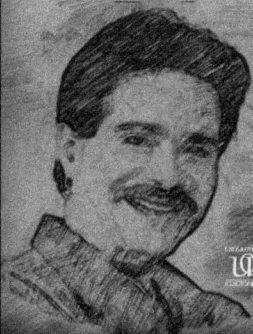

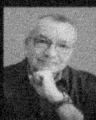

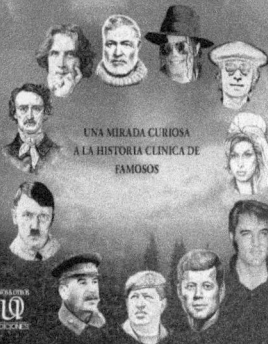

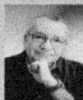

## DARK DEATHS

The Edgar Allan Poe, Brief clinical history, Suicide and poetry, Yes! I just killed John Lennon!, The strange death of Julian del Casal, Did Oscar Wilde die of serious?, From what did the Little Girl of Guatemala actually die?, A cursed movie , What killed President Garfield?, To die Young, Dark Deaths.

Death does not always arrive as placidly and decently as we would like. Both for ordinary people and for those elected who have led a relevant role: warriors, politicians, dictators, scientists, artists, musicians. Death is always an event worthy of attention. And when we look at it closely, we sometimes find strange, suspicious circumstances, without clear and definite explanations, not concordant or anomalous, in two words, dark deaths. And of those dark deaths is full the hazardous history of medicine that is nothing more than the history of humanity. The author does not attempt a purely paleropathographic study, that relatively new forensic specialty that investigates in situ, and with advanced technology, bones, mummies and tombs in order to diagnose, as would be done in an ultramodern hospital, the most recondite diseases and causes of death of the diseased that lie under the microscopes and magnetic resonance devices. Their expectations are much more modest, but they are led by the same enthusiasm to go a little further in the diagnosis, the medical key par excellence, and thus offer a new vision of certain terminal events, to deepen and investigate beyond death, to find a detail or a possible explanation that has been mentioned previously or that may tempt a budding researcher to a more detailed historical investigation.

UNOS & OTROS
UO
EDICIONES

FÉLIX FOJO

# DARK DEATHS

### SUICIDE, MURDER, STRANGE DEATHS OF CELEBRITIES

UNOS & OTROS
UO
EDICIONES

---

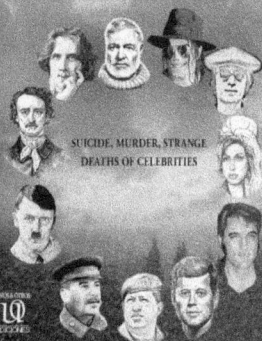

Novel of fiction tells us the saga of a family that is overwhelmed by the triumph of a relentless revolution that will change their lives forever. From the pits of La Cabaña prison in Havana to the cold nights of Washington, the capital of the American empire, passing through Mariel, one of the most massive and spectacular mass leaks of all time, the ins and outs of the Central Intelligence Agency and the covert operations of the Vietnam War. The characters of this novel struggle strenuously, with the value that usually have those who have little to lose, to channel their lives and preserve their values.

A man with an atrocious past, but at the same time a brave jaded of everything except of love without reservations to his family; the quiet heroism of a lesbian who defends her children like a lioness in heat; the delivery of a simple man that few take into account and that gives us unforgettable lessons of human integrity; the integrity of an old woman dedicated in body and soul to the memory of her own. Prison, death, love, hate, exile, war in Thailand, failure and success; are some of the passages of this story that once you start reading, it catches us until you devour the book completely.

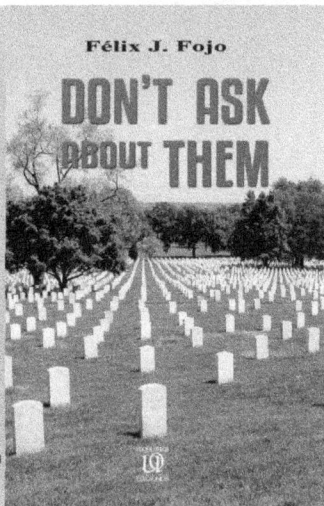

La Habana, Cuba, 1948. He is a doctor, a scientific promoter and lover of the history. Exprofesor of the chair of surgery of the university of Havana. He is editor of the medical Magazine of Puerto Rico "Galenus".

He writes for different media in EE. UU. and Europe. Among his published books : Caos, leyes raras y otras historias de la Ciencia; Una breve historia de la obesidad; De médicos, poetas, locos... y los otros; 2017. Chronicles of seizesion; From Venus to Botero.

UNOS & OTROS
UO
EDICIONES

Félix J. Fojo

# DON'T ASK ABOUT THEM

Félix J. Fojo

UNOS & OTROS
UO
EDICIONES

## LAS REGLAS DEL JUEGO

Un manuscrito redactado por el personaje central de la novela, justo antes de ser detenido, será lo que buscarán sus captores a toda costa. Mientras el prisionero va recordando su testimonio, suceden muchos acontecimientos paralelos que él desconoce. Pronto, que se enfrenta a una situación muy comprometedora y donde ya han decidido las reglas del juego su suerte.

Magistralmente, Félix Fojo nos invita, en esta ficción no exenta de realidad, a aventurarnos en un laberinto de escándalos silenciados que mantiene la intriga, la incertidumbre y el misterio del destino del cautivo hasta sus últimas páginas.

Pocos libros como este, testimonio con audacia kafkiana la relevancia de un proceso preñado de intrigas, donde sobresale en su defecto la violencia, el poder, el chantaje y el miedo. Quien se sumerja en la lectura de cada pliego (carta) podrá constatar con qué tesón nel Cuervo retrata la animosidad del proceso histórico sobre los congéneres hijos de la revolución.

Ángel Velázquez

**FÉLIX J. FOJO**

**LAS REGLAS DEL JUEGO**

FÉLIX J. FOJO

LÍNEA OTRO
EDICIONES

---

**FélixJ. Fojo**

# NO PREGUNTES POR ELLOS

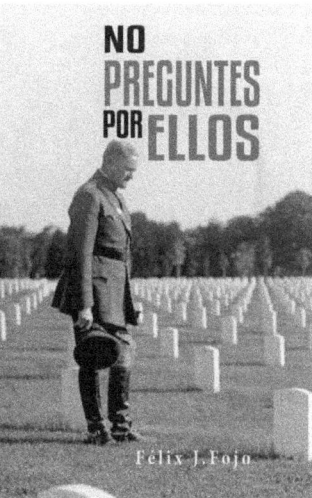

Félix J. Fojo

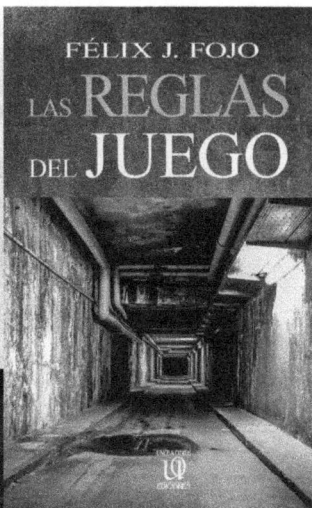

Novela de ficción que nos cuenta la saga de una familia que es arrollada por el triunfo de una revolución implacable que cambiará sus vidas para siempre. De los fosos de la prisión de La Cabaña, en La Habana, a las frías noches de Washington —la capital del imperio americano—, pasando por el Mariel, una de las fugas masivas más multitudinarias de todos los tiempos, los intersticios de la Agencia Central de Inteligencia y las operaciones encubiertas de la Guerra de Vietnam. Los personajes de esta novela luchan denodadamente, con el valor que suelen tener los que ya tienen poco que perder, por encauzar su vida y preservar sus valores. Un hombre con un pasado atroz, pero al mismo tiempo un valiente hastiado de todo ex-opto del amor sin reservas a su familia; la heroicidad callada de una lesbiana que defiende a sus hijos como una leona en celo; la entrega de un hombre sencillo al que pocos toman en cuenta y que nos da lecciones inolvidables de integridad humana; la entereza de una anciana dedicada en cuerpo y alma a la memoria de los suyos.

Prisión, muerte, amor, odio, exilio, guerra en Tailandia, fracaso y éxito: son algunos de los pasajes de esta historia que una vez que se comienza a leer, nos atrapa hasta dejarnos completamente el libro.

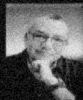

### FÉLIX J. FOJO

La Habana, Cuba, 1946. Es Médico divulgador científico y un apasionado de la historia. Exprofesor de la Cátedra de Cirugía de la Universidad de La Habana.
Desde hace muchos años reside entre Florida, EE.UU. y Puerto Rico. Es editor de la Revista Galenus, importante revista para los médicos de Puerto Rico.

Ha publicado artículos de opinión y divulgación en diferentes medios periodísticos de EE.UU. y Europa. Entre sus libros publicados: Caos, leyes raras y otras historias de la Ciencia (Ed. Políbrio, 2013), Una breve historia de la obesidad (Ed. Políbrio, 2013), De médicos, poetas, locos..., y los otros (Ed. Políbrio, 2014), No Preguntes por Ellos (Ed. Políbrio, 2014), El Cuervo nos dictan (Ed. UnosOtros, 2016), De Venus a Botero: Breve historia de la obesidad (Ed. UnosOtros, 2017).

**NO PREGUNTES POR ELLOS**

LÍNEA OTROS
EDICIONES

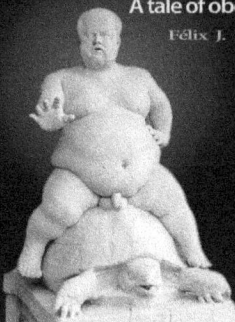

FROM **VENUS** TO **BOTERO**

A tale of obesity

Félix J. Fojo

From prehistory to the present day, obesity as a canon has changed. From being a symbol of well-being and wealth to being debated as a disease, its history is associated with the history of civilization. Of that, precisely, speaks Félix J. Fojo, with a language directed to all type of readers, amena, often close to the humor. Food technologies, the so-called 'thief gene'; tastes - including umami-; the history of certain foods (chocolate, rice, corn, sodas) and diets, bulimia, art, rare foods, cookbooks, media chefs; obesity in literature, painting, film, and obesogens; are some of the topics that are touched on in this book. Its amenity is but a resource to help us to critically look at a phenomenon and educate ourselves in it: our present way of life, which increasingly forces us to become more sedentary and hypercaloric nutrition; obesity not as a parameter of beauty but of health. But, beyond that, it is above all a book to delve into the history of culture and, therefore, our own history. This time by an unusual road, little traveled, full of surprises.

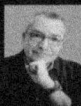

**FÉLIX J. FOJO**

La Habana, Cuba, 1946. He is a doctor, a scientific promoter and lover of history. Exprofessor of the chair of surgery of the university of Habana. He is the editor of Galenus magazine in Puerto Rico.

He writes for different media in EE.UU and Europe. Among his published books: *Caos, leyes, rares y otras historias de la Ciencia* (Editorial Palibrio, 2013), *Una breve historia de la obesidad* (Editorial Palibrio, 2013), *De médico, poetas, locos ... y los otros* (Editorial Palibrio, 2014), *No Preguntes por Ellas* (Editorial Palibrio, 2014), *El Curso me decían* (Editorial UnosOtros, 2016).

UNOS&OTROS
EDICIONES

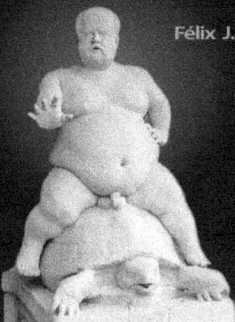

DE **VENUS** A **BOTERO**

Breve historia de la obesidad

Félix J. Fojo

Desde la prehistoria hasta nuestros días, la obesidad como canon ha cambiado. De ser símbolo de bienestar y riqueza a ser debatida como enfermedad, su historia está asociada a la historia de la civilización. De eso, precisamente, habla Félix J. Fojo, con un lenguaje dirigido a todo tipo de lectores, ameno, muchas veces cercano al humor.

Las tecnologías alimentarias, el llamado «gen ladrón», los gustos —incluyendo el umami—, la historia de ciertos alimentos (chocolate, arroz, maíz, sodas) y de las dietas, la bulimia, el arte, las comidas poco comunes, los libros de cocina, los chefs mediáticos, la obesidad en la literatura, la pintura, el cine, y los obesógenos, son algunos de los temas que se tocan en este libro. Su amenidad no es sino un recurso para ayudarnos para mirar críticamente un fenómeno y educarnos en él: nuestra forma de vida actual, que cada vez nos obliga más al sedentarismo y la nutrición hipercalórica; la obesidad no como parámetro de belleza sino de salud. Pero, más allá de eso, es sobre todo un libro para adentrarnos en la historia de la cultura y, por ende, en nuestra propia historia. Esta vez por un camino inusual, poco transitado, lleno de sorpresas.

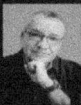

**FÉLIX J. FOJO**

La Habana, Cuba, 1946. Es Médico, divulgador científico y un apasionado de la historia. Exprofesor de la Cátedra de Cirugía de la Universidad de La Habana.

Desde hace muchos años reside entre Florida, EE.UU. y Puerto Rico. Es editor de la Revista Galenus, importante revista para los médicos de Puerto Rico.

Ha publicado artículos de opinión y divulgación en diferentes medios periodísticos de EE.UU. y Europa. Entre sus libros publicados: *Caos, leyes, rares y otras historias de la Ciencia* (Editorial Palibrio, 2013), *Una breve historia de la obesidad* (Editorial Palibrio, 2013), *De médico, poetas, locos ... y los otros* (Editorial Palibrio, 2014), *No Preguntes por Ellas* (Editorial Palibrio, 2014), *El Curso me decían* (Editorial UnosOtros, 2016).

UNOS&OTROS
EDICIONES

La periodista y editora Bárbara Castillo escribió este libro desde de forma amena pero rigurosa hace una investigación que va desde el surgimiento de lo que se considera la primera obra de teatro en Cuba hasta nuestros días. Muchas son las preguntas dedicadas a este tema que se responden ¿Cuáles son sus antecedentes? ¿Cuándo surgió en nuestro archipiélago? ¿Fue Francisco Covarrubias el primer actor en el teatro cubano? ¿Cómo y cuándo surgieron los bufos en Cuba y quiénes son sus precursores? ¿Cuándo y dónde nacieron de forma oficial los bufos habaneros?

Sirva este libro para conocer un poco más a nuestros actores y actrices. Lo novedoso viene dado porque es a partir de la entrevista a figuras relevantes con preguntas como «¿Qué es un actor» que se va organizando la segunda parte completamente testimonial?

Documento de un invaluable valor que desde ya engrosa la lista de nuestro patrimonio cultural, algunos de sus más destacados entrevistados se inmortalizan a partir de la palabra que los convierte en maestros eternos, entre ellos están: Raquel Revuelta, Enrique Almirante, Ángel Toraño, Carlos Ruiz de la Tejera, José Antonio Rodríguez, Zenia Marabal, Vicente Revuelta, Raúl Eguren, Verónica Lynn, Elvira Cervera, entre otros.

**Bárbara Castillo Pedroso**

## MOMENTOS Y FIGURAS RELEVANTES
### DEL TEATRO CUBANO

Eligio Sardiñas, Kid Chocolate ha sido el boxeador cubano más famoso de todos los tiempos. Kid apareció en las marquesinas del Madison Square Garden, el llamado templo del boxeo profesional, con veinte años. Y en su piel de ébano se reflejaron las luces de ese monumental estadio cuando un día conquistó para Cuba el primer cinturón de oro. En ese momento la leyenda del negrito del Cerro, limpiabotas, comenzó a escribirse en la populosa ciudad de Nueva York, meca del deporte de los puños del orbe. Como en un viejo filme la lectura de este libro nos traslada a la época dorada del boxeo.

*Kid Chocolate: El boxeo soy yo* se mantiene al lector hechizado desde sus primeras páginas. Es una investigación bien documentada e imprescindible para entender la historia del mundo del boxeo. Con anécdotas, recortes de prensa, fotos y la última entrevista que el Choco realizó para este libro, los autores nos llevan desde los inicios del niño vendedor de periódicos al «rey negro» que llegó alternar en New York con Cag Calloway, Duke Ellington, Louis Armstrong, Carlos Gardel, entre otros; al declive del que está considerado entre los diez mejores peso pluma de todos los tiempos, incluido en el Salón de la Fama del Boxeo en 1959; doble campeón mundial que no pudo derrotar los excesos de la vida —no sólo llevaba la cuenta de sus peleas, también de las mujeres a las que condujo al *box spring*— murió pobre y aquejado de sífilis, una enfermedad que se le diagnosticó en momentos en que no había medios adecuados para combatirla.

**Elio Menéndez / Víctor Joaquín Ortega**

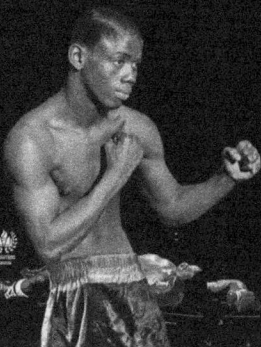

## KID CHOCOLATE
### EL BOXEO SOY YO

**KID CHOCOLATE** Elio Menéndez / Víctor Joaquín Ortega

## RITA MONTANER

### TESTIMONIO DE UNA ÉPOCA

Ramón Fajardo Estrada

## EL SILENCIO DE LAS MARAVILLAS

Nancy González Arzola

## Kabiosiles
## Los músicos de Cuba

Aquí están reunidos sesenta y seis retratos de nuestros dioses terrenales: los músicos de Cuba. Esos que andan en nuestra memoria, en nuestra piel y en la niebla de nuestra identidad. Son los rostros que conforman nuestro ADN sonoro. Estos «Kabiosiles», son saludos desde lo más profundo del corazón.

Vicentico, Benny Moré, Rita, La Lupe, Bola de Nieve, Celia Cruz, Machín, Arsenio Rodríguez, son algunos nombres en ese mapa de lo que somos. Porque, como escribió el poeta Ramón Fernández-Larrea, el autor de este libro: «Bajo la noche catalana, en las calles de melancolía de París, en viejos pueblos volcánicos de Canarias trago esta luz. De esa luz baja una lluvia como un son espléndido como la vida, con guiños de mujer y albores que me mecen, y el alma se divierte y se expande, y es la única razón que nos une y nos abraza a todos por igual. A tristes y serenos, a poetas y amargados, a viudos y combatientes, a cercanos y lejanos. Los que siempre nos encontraremos en el único mar de nuestros sueños roncos.

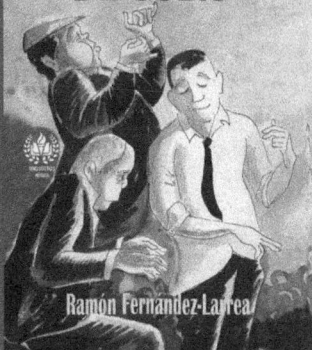

# KABIOSILES
# LOS MÚSICOS
# DE CUBA

## Ramón Fernández-Larrea

---

# PASIÓN
# DE RUMBERO

Entrevistas, anécdotas, crónicas, testimonios, reseñas y fichas con datos de rumberos

Este libro es, sobre todo, un homenaje a todos los rumberos cubanos que en distintas épocas han contribuido a engrandecer el género. Hay que sentir verdadera pasión por la rumba para escribir algo así, a ritmo de tambor bailan los recuerdos a través de testimonios de primera mano recogidos durante más de cincuenta años a personajes de la talla de Malanga, el Rafael Ortiz del 1,2,3..., la conga más famosa del mundo, a Tío Tom porque a esta fiesta de caramelos sí pueden ir los bombones o a Petrona, orgullosa de haber nacido en la Timba, la hermana de Chano Pozo, bebe de la fuente original y nos brinda un valioso documental para saciar nuestra insaciable sed por la música cubana. Como es mujer, la autora, no olvidó a la mujer rumbera, tan pretérida, tan maltratada hasta por el propio ritmo y los propios rumberos, aquí estamos con Nieves Fresneda, Merceditas Valdés, Celeste Mendoza, Teresa Polledo, Natividad Calderón, Manuela Alonso, Zenaida Almenteros, Estela, con Yuliet Abreu, La Papina, representantes de la nueva generación. Y si de juventud y relevo se trata hay que resaltar en esta edición la inclusión de las generaciones actuales de rumberos, los encargados de seguir el legado y mantenerlo vivo, fresco en los bailadores en estos tiempos de reguetón. Aquí también están Iyerosun, Timbalaye, Osaín del Monte y Rumbatá.

Y ya el Benny no podrá lamentarse en su centenario de la muerte física: Qué sentimiento me da, cada vez que yo me acuerdo de los rumberos famosos... volveremos a ir a la rumba con Malanga... con Chano y con María del Carmen Mesta, porque la rumba tiene nombre de mujer.

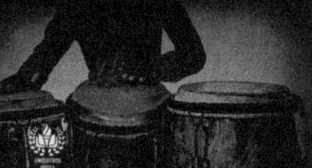

## María del Carmen Mestas

**ROSA MARQUETTI TORRES**

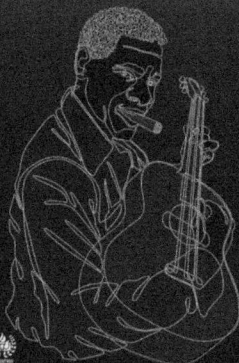

# CHANO POZO

## LA VIDA (1915 - 1948)

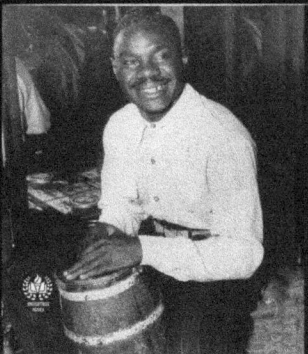

Es un libro mayor que va a sentar una pauta, un modelo a seguir, porque es su libro de etno-historia, un estudio de caso que se inserta dentro de la etno-historia musicológica.

Miguel Barnet

El más completo trabajo publicado sobre Chano Pozo hasta la fecha.

Cristóbal Díaz Ayala

Libro singular el hoy, donde la autora da muestras de conocimiento, paciencia y pasión que la llevaron a hurgar en las más disímiles fuentes documentales: biografías, autobiografías, prensa, entrevistas a músicos o amigos que lo conocieron y su discografía –hasta hora no explorada–, le han permitido situar las actuaciones de Chano en Cuba, Estados Unidos y Europa, hecho este último que no había sido estudiado hasta ahora.

Radamés Giro

Este es un libro de esos que cuando uno llega al final y cierra la tapa, tiene que reflexionar un instante para esbozar una sonrisa de satisfacción, esa sonrisa que brota cuando uno se dice: acabo de leer una obra excelente.

Tony Pinelli

Esta obra debía ser lectura obligada para todos aquellos que de alguna forma se inclinan hacia ese género musical que hoy llamamos Jazz Latino o Latin Jazz.

Paquito D'Rivera

Siempre tuve temor a que perdiéramos la memoria histórica de nuestra cultura musical, tan importante para todos y que las nuevas generaciones desconocieran a las figuras que hicieron posible el desarrollo de nuestro presente musical, de ahí la importancia de obras como esta.

Chucho Valdés

UNOSOTROS

9 781950 424269

*(spine)* CHANO POZO. LA VIDA    ROSA MARQUETTI TORRES

---

**Andrés Echevarría Callava, Niño Rivera**

El Niño Rivera, uno de los treseros más importantes de la historia de la música cubana, fue un innovador, vanguardista, uno de los compositores y arreglistas más importante de su tiempo. Su obra «El Jamaiquino» se convirtió en un standard de la música cubana.

Chucho Valdés

Esta es la historia de uno de esos pioneros que hoy se describen como progenitores de la música cubana, y de su extraordinaria y productiva vida. El libro recoge momentos importantes de la vida del Niño, en su trabajo y su colaboración con numerosos conjuntos y solistas como tresero, arreglista, transcriptor y director. La autora presenta con sostenidos detalles la contribución del músico al género mundial más conocido de la música cubana —el son—, con un análisis enfático de otro género surgido en Cuba: el feeling.

Nelson González

La creación de este documento histórico, que contribuirá a poner el nombre de Andrés Echevarría Callava, el Niño Rivera, en el lugar que merece dentro de la lista de los imprescindibles de nuestro mundo musical.

Pancho Amat

UNOSOTROS

*(front cover)*

Andrés Echevarría Callava, Niño Rivera

# El Niño con su tres

**Rosa Marquetti Torres**

*(spine)* El Niño con su tres    Rosa Marquetti Torres

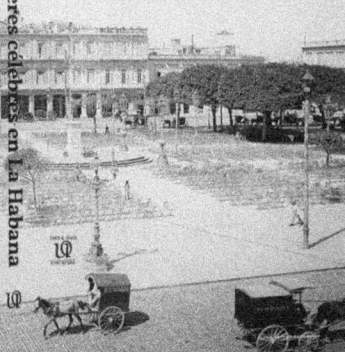

**Cien mujeres célebres en La Habana**

La mujer en la historia de La ciudad de La Habana. El autor ha seleccionado a cien figuras femeninas que han visitado la capital cubana, estas proceden de las artes escénicas, las letras, la política, la ciencia. Son breves crónicas que recrean la historia y apuntan a que no queden en el olvido. Desde Marín Félix, Edith Piaf, Madre Teresa de Calcuta, María Luisa Bemberg, Isabel Allende, Amelia Earhart son algunos nombres que el lector puede encontrar.

El quehacer de estas damas, la acogida por los cubanos, episodios curiosos de su visita que reflejan el quehacer de cada época.

Escrito en un lenguaje sencillo, el lector encontrará una lectura que fluye y que una vez que comienza no podrá apartar hasta el final del libro.

Cien mujeres célebres en La Habana

LEONARDO DEPESTRE CATONY

CIEN MUJERES CÉLEBRES EN LA HABANA

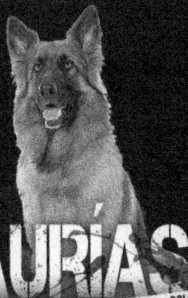

Otra vez hombres y perros discuten el protagonismo en historias que penetran por insólitas, sin embargo que son tan reales como la vida misma. «El animal ha devenido leyenda urbana entre policías, bandidos, forenses y poseedores.

Cuentan que es común encontrarlo en los sitios donde han ocurrido tragedias, sin importar cuan distantes estén unos de otros. Algunos dicen que nunca existió, que solo es una más de las muchas habladurías de la gente, como todo en la ciudad...».

Así comienza el primer relato de *Jaurías de la urbe*, historias en las que el mejor amigo del hombre pone a prueba la capacidad humana para responder ante situaciones límites. ¿Puede el ser humano ser fiel a sí mismo? O podrán más el egoísmo, el desamor, la violencia y la soledad.

Eric Flores es un heredero de Horacio Quiroga, que digiere bien cuentos como *Anaconda* y trasladar su esencia a un hoy en el ámbito de cualquier ciudad contemporánea. Es tradicional desde lo moderno, es irreverente desde el respeto, es su narrador convencido de que... «Los perros hablan y el va a aprender. A escuchar, a que no son los cuatro patas lo que hacen a un perro. También que una vida de perros, como la suya, no puede esperar nada más que una muerte de perros, como la que ellos le reservan. Va a aprender que al final son uno, que son iguales, aunque él traiga un móvil en lugar de una correa».

JAURÍAS DE LA URBE

POLICE LINE DO NOT CROSS

JAURÍAS DE LA URBE

RELATOS SOBRE PERROS Y HOMBRES QUE RESCATAN EL ESPÍRITU DE JACK LONDON

ERIC FLORES TAYLOR

www.unosotrosediciones.com
infoeditorialunosotros@gmail.com

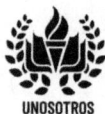

UNOSOTROS

## UnosOtrosEdiciones

Siguenos en Facebook, Twitter e Instagram:

**www.unosotrosediciones.com**

www.ingramcontent.com/pod-product-compliance
Lightning Source LLC
Chambersburg PA
CBHW022119280326
41933CB00007B/455

www.ingramcontent.com/pod-product-compliance
Lightning Source LLC
Chambersburg PA
CBHW022118280326
41933CB00007B/446